Günther Henke
Rückenverkrümmungen bei Jugendlichen

Günther Henke

Rückenverkrümmungen
bei Jugendlichen

Mit einem Geleitwort von Professor M. E. Müller, Bern

Verlag Hans Huber Bern Stuttgart Wien

In Dankbarkeit meinen Lehrern

**Professor Gerhard Küntscher,
Professor Maurice E. Müller,
Professor Rudolf Nissen**

gewidmet

Mit 119 Abbildungen

CIP-Kurztitelaufnahme der Deutschen Bibliothek

Henke, Günther:
Rückenverkrümmungen bei Jugendlichen /Günther Henke. Mit e. Geleitw. von M. E. Müller. –
Bern; Stuttgart; Wien: Huber, 1982.
  ISBN 3-456-81047-4

© 1982 Verlag Hans Huber Bern
Druck: Lang Druck AG Liebefeld-Bern
Printed in Switzerland

Inhaltsverzeichnis

Geleitwort (Prof. M. E. Müller) 11

Vorwort 13

I. Einleitung 15

    1. Definition der Rückenverkrümmungen 15
    2. Entwicklung der normalen Wirbelsäule 15
    3. Wirbelsäulen-Wachstum 16
    4. Bedeutung der Früherfassung von Verkrümmungen 16

II. Abklärung 19

    1. Allgemeine Anamnese und Untersuchung 19
    2. Rücken-Anamnese 19
    2.1 Familienanamnese 19
    2.2 Persönliche Anamnese 19
    3. Rücken-Untersuchung 20
    3.1 Unterscheidung Haltung – Rückenform 20

    Untersuchung in der Frontalebene 21

    3.2 Beckenschiefstand 21
    3.3 Merkmale der Skoliose 23
    3.4 Funktionsprüfung 24
    3.5 Beckenneigung 25
    3.6 Merkmale der Kyphose 26
    3.7 Klinische Messung der Kyphose 27
    4. Röntgenuntersuchung 27
    4.1 Standardaufnahmen 27
    4.2 Funktionsaufnahmen 28
    4.3 Aufnahmen in der Wahlebene 29
    4.4 Auswertung der Röntgenbilder 29
        1. Endwirbel 29
        2. Scheitelwirbel 29
        3. Ausmessung einer Kurve 31
        4. Wirbelrotation 33
        5. Restwachstum 33

III. Haltung ... 35

1. Grundwesen der menschlichen Haltung ... 35
2. Normale Haltungstypen ... 35
3. Haltungsstörungen ... 36
4. Betreuung der Haltungsstörung ... 37
5. Beziehung zwischen Haltungsfehler und Rückenform ... 38

IV. Abnorme Kyphosen ... 39

1. Pathophysiologische Mechanismen ... 39
2. Rückenform bei abnormer Kyphose ... 40
3. Auswirkung der abnormen Kyphose ... 43
4. Ursache der Kyphosen ... 43
4.1 Angeborene Kyphosen ... 43
4.2 Kyphosen bei Systemerkrankungen ... 46
4.3 Erworbene Kyphosen ... 48
5. Lordosen ... 57
5.1 Primäre Lordose ... 57
5.2 Sekundäre Lordose ... 57
6. Kyphosebehandlung ... 58
6.1 Überwachung ... 59
6.2 Gymnastik ... 60
6.3 Indikation zur Korrekturbehandlung ... 62
6.4 Korsettbehandlung ... 62
6.5 Operative Kyphosebehandlung ... 71

V. Spondylolisthesis ... 77

1. Erscheinungsbild ... 80
2. Behandlung, Indikationen ... 80
3. Möglichkeiten der Spondylodese ... 83
4. Dorso-laterale Spondylodese ... 84
5. Ventrale Spondylodese ... 85

VI. Skoliose ... 87

1.1 Funktionelle Skoliose ... 87
1.2 Ursachen ... 87
2. Biomechanik der Skoliose ... 89
2.1 Rotation ... 89
2.2 Kurvenzunahme ... 90
2.3 Kompensation ... 92
2.4 Haupt- und Nebenkurven ... 92
3. Entwicklung der Skoliose ... 93
3.1 Häufigkeit im Schulalter ... 93
3.2 Wahrscheinlichkeit einer Kurvenprogredienz ... 93
3.3 Die massgebenden Faktoren der Kurvenprogredienz ... 95
3.4 Infantile idiopathische Skoliose ... 96
4. Auswirkung der Skoliose ... 100
4.1 Verunstaltung ... 100
4.2 Erscheinungsbild und Lokalisation der Hauptkurve ... 100
4.3 Rückenschmerzen ... 100
4.4 Verminderte Lungenfunktion ... 104
5. Ursache der Skoliose ... 105
5.1 Idiopathische Skoliose ... 105
5.2 Lähmungsskoliosen ... 107
5.3 Kongenitale Skoliosen ... 110
5.4 Neurofibromatose ... 117
5.5 Osteogenesis imperfecta ... 119
5.6 Iatrogene Skoliosen ... 122
6. Behandlung der idiopathischen Skoliose ... 122
6.1 Korsettbehandlung ... 122
6.2 Hormonbehandlung ... 126
6.3 Operative Behandlung ... 126
6.4 Behandlung der Lähmungsskoliosen ... 137
6.5 Behandlung der Missbildungsskoliosen ... 140
6.6 Behandlung der Skoliose bei Neurofibromatose ... 141
6.7 Behandlung der Osteogenesis imperfecta ... 141
6.8 Meningomyelozele ... 141

VII. Schlussbemerkungen ... 143

Literaturverzeichnis ... 145

Sachregister ... 149

Verzeichnis der Abbildungen

Abbildung 1:	Bezeichnung der Wirbelsäulenkrümmungen	15
Abbildung 2:	Entwicklung der sagittalen Rückenform	16
Abbildung 3:	Haltung des Patienten zur Rückenuntersuchung	20
Abbildung 4:	Beckenschiefstand bei Beinverkürzung	21
Abbildung 5:	Beckenschiefstand bei Hüft- oder Kniekontraktur	21
Abbildung 6:	Differenzierung Skoliose und Beckenschiefstand	21
Abbildung 7:	Kontrolle der Beckenstellung	22
Abbildung 8:	Skoliosemerkmale	22
Abbildung 9:	Nacken-Schulterasymmetrie	22
Abbildung 10:	Skoliosemerkmale	23
Abbildung 11:	Skoliosemerkmale	23
Abbildung 12:	Bewegungsprüfungen der Wirbelsäule	24
Abbildung 13:	Normale Beckenneigung	25
Abbildung 14:	Thomasscher Handgriff	25
Abbildung 15:	Messung der Lordosetiefe	26
Abbildung 16:	Normale und verstärkte Brustwirbelkyphose	26
Abbildung 17:	Sargdeckelrücken	26
Abbildung 18:	Kyphosometer	27
Abbildung 19:	Umkrümmung der Brustwirbelkyphose	28
Abbildung 20:	Umkrümmung der Lendenlordose	28
Abbildung 21:	Umkrümmung einer Skoliose	28
Abbildung 22:	Beispiel Doppelskoliose	30
Abbildung 23:	Röntgenmerkmale einer Skoliose	31
Abbildung 24:	Beispiel idiopathische thorakale Skoliose	32
Abbildung 25:	Kriterium der Wirbelrotation	33
Abbildung 26:	Risserstadien	34
Abbildung 27:	Wirkung der Schwerkraft	35
Abbildung 28:	Grundhaltungen	36
Abbildung 29:	Halteleistungstest	37
Abbildung 30:	Muskelschema des Rumpfes	39
Abbildung 31:	Rückenformen bei abnormer Kyphose	41
Abbildung 32:	Beispiel Hohlrundrücken	42
Abbildung 33:	Dorsaler Halbwirbel	44
Abbildung 34:	Blockwirbelbildung	45
Abbildung 35:	Kyphose bei Meningomyelozele	46
Abbildung 36:	Chondrodystrophische Kyphose	47
Abbildung 37:	Haltung bei Rumpfmuskellähmung	48
Abbildung 38:	Merkmale der Scheuermannschen Wachstumsstörung	49
Abbildung 39:	Schmetterlingswirbel	51
Abbildung 40:	Randleistenhernie	52
Abbildung 41:	Kyphose nach Laminektomie	53

Abbildung 42:	Kyphose nach Fraktur	54
Abbildung 43:	Spondylitis tuberculosa	55
Abbildung 44:	Wirbel-Osteoblastom	56
Abbildung 45:	Lordose durch Beugekontraktur am Bein	57
Abbildung 46:	Lordose bei Hüftluxation	57
Abbildung 47:	Hyperlordose bei Hüftluxation	58
Abbildung 48:	Lumbale Kyphoskoliose	59
Abbildung 49:	Hohlrundrücken	60
Abbildung 50:	Wirbelsäule vor und nach Korsettbehandlung	63
Abbildung 51:	Bähler-Korsett	64
Abbildung 52:	Milwaukee-Korsett	64
Abbildung 53:	Boston-Korsett	65
Abbildung 54:	Hohlrundrücken und Korsettbehandlung	67
Abbildung 55:	Rundrücken und Korsettbehandlung	68
Abbildung 56:	Flachrücken und Korsettbehandlung	69
Abbildung 57:	Flachrücken und Korsettbehandlung	70
Abbildung 58:	Dorsaler Halbwirbel und Korsettbehandlung	72
Abbildung 59:	Gibbus und ventrale Spondylodese	73
Abbildung 60:	Hyperkyphose und dorsale Korrekturspondylodese	74
Abbildung 61:	Patientin der Abbildung 60	75
Abbildung 62:	Spondylolisthesis und Pseudospondylolisthesis	77
Abbildung 63:	Spondylolisthesis Grad II	78
Abbildung 64:	Pseudospondylolisthesis	78
Abbildung 65:	Schrägaufnahmen zum Nachweis einer Spondylolyse	79
Abbildung 66:	Gleitstadien der Spondylolisthesis	79
Abbildung 67:	Kompensierte Spondylolisthesis	80
Abbildung 68:	Dekompensierte Spondylolisthesis	80
Abbildung 69:	Spondylolisthesis Grad III	81
Abbildung 70:	Spondylolisthesis Grad I	82
Abbildung 71:	Spondylolisthesis und Korrekturspondylodese	83
Abbildung 72:	Spondylolisthesis und dorso-laterale Spondylodese	84
Abbildung 73:	Spondylolisthesis und ventrale Spondylodese	85
Abbildung 74:	Funktionelle Skoliose	88
Abbildung 75:	«postural»-Skoliose	89
Abbildung 76:	Thoraxverformung bei Skoliose	90
Abbildung 77:	Schwerkraft und Skoliose	90
Abbildung 78:	Wirkung des Erector trunci	91
Abbildung 79:	Atembewegung bei Skoliose	91
Abbildung 80:	Kraftwirkung der Atemmuskeln	91
Abbildung 81:	Knochenaposition am skoliotischen Wirbel	92
Abbildung 82:	Nebenkurven und Statik der Skoliose	93
Abbildung 83:	Progrediente Skoliose nach Wachstumsabschluss	94
Abbildung 84:	Altersskoliose	95
Abbildung 85:	Skoliosezunahme	97
Abbildung 86:	Gutartige infantile Skoliose	98
Abbildung 87:	Prognostische Kriterien der infantilen Skoliose	98

Abbildung 88:	Progressive infantile Skoliose	99
Abbildung 89:	Skoliose nach Harringtonkorrektur	101
Abbildung 90:	Konturen bei verschiedenen Skoliosen	103
Abbildung 91:	Doppelskoliose	103
Abbildung 92:	Muskelverstrebung der Wirbelsäule	107
Abbildung 93:	«Collapsing-Spine»	108
Abbildung 94:	Skoliose bei Poliomyelitis	109
Abbildung 95:	Wirbelmissbildung	111
Abbildung 96:	Multiple Wirbelmissbildungen	112
Abbildung 97:	Skoliose bei komplexer Wirbelmissbildung	114
Abbildung 98:	Lumbo-sakrale Missbildung	116
Abbildung 99:	Thorakale Missbildungsskoliose	117
Abbildung 100:	Morbus von Recklinghausen	118
Abbildung 101:	Patient der Abbildung 100	119
Abbildung 102:	Skoliose bei Osteogenesis imperfecta	120
Abbildung 103:	Patient der Abbildung 101	120
Abbildung 104:	Muskelhypoplasie nach Röntgenbestrahlung	121
Abbildung 105:	Boston-Korsett	122
Abbildung 106:	Skoliose im Milwaukee-Korsett	124
Abbildung 107:	Wirkungsweise des Boston-Korsetts	125
Abbildung 108:	Harrington-Methode	127
Abbildung 109:	Stabile Zone nach Harrington	127
Abbildung 110:	Extension im Rollstuhl	129
Abbildung 111:	Halo-femorale-Extension	129
Abbildung 112:	Skoliose vor und nach Harringtonspondylodese	130
Abbildung 113:	Myelographie bei Missbildungsskoliose	133
Abbildung 114:	Skoliose nach Harrington- und Dwyertechnik	133
Abbildung 115:	Die Dwyer-Technik	134
Abbildung 116:	Meningomyelozele und Dwyer-Operation	134
Abbildung 117:	Nach Zielke korrigierte Skoliose	136
Abbildung 118:	Behandlungsbeispiel Lähmungsskoliose	137
Abbildung 119:	Behandlungsbeispiel Missbildungskyphoskoliose	138

Geleitwort

Skoliosen werden oft als medizinisch kaum beeinflussbar beurteilt. Nur so ist zu erklären, dass viele «verschleppte» Rückenverkrümmungen erst dann dem Spezialisten zugewiesen werden, wenn sie sehr augenfällig und nahezu irreversibel geworden sind. Wie viel einfacher wäre in den meisten Fällen ein prophylaktisches Eingreifen gewesen!

Frühere Ansichten über Korsettbehandlung, Physiotherapie und Turnen haben sich bei der Skoliosebehandlung im Laufe der letzten 10 Jahre grundlegend geändert. So wissen wir, dass die Korsette mit Achselstützen wenig nützen und dass das Milwaukee-Korsett die Entwicklung eines Flachrückens fördern kann. Das Boston-Korsett korrigiert dagegen die Rotation bedeutend besser und ersetzt zunehmend die beiden vorherigen Typen. Heute sind die Turnübungen und die psychische Betreuung zielgerichteter geworden und die zahlreichen operativen Möglichkeiten versuchen, mehr auf die Mechanismen der Skoliose einzuwirken als nur die Verkrümmung momentan zu korrigieren.

Auch bei der Scheuermannschen Kyphose, die in Amerika nahezu unbekannt ist, ist das Zuwarten und die Verordnung einiger Turnübungen fehl am Platz, denn neuempfohlene Verfahren haben sich erfreulicherweise bewährt.

Ein Kinderarzt, ein Praktiker oder ein angehender Orthopäde haben heute kaum die Möglichkeit, sich rasch und zuverlässig über alle neuesten Erkenntnisse in Untersuchung, Diagnose, Prognose und Prinzipien der verschiedenen Operationen bei Rückenverkrümmungen zu informieren. Diese Lücke versucht Herr Henke in seiner Eigenschaft als Consiliarius für Wirbelsäulenverkrümmungen am Inselspital Bern zu schliessen. Sein langjähriges Erfahrungsgut hat er systematisch überarbeitet und aus seinem grossen, ihm zur Verfügung stehenden Bildmaterial zahlreiche charakteristische Fälle zusammengestellt.

Das vorliegende Buch ist einfach, aber didaktisch prägnant geschrieben. Die zahlreichen schematischen Zeichnungen erleichtern das Verständnis der Mechanismen der Wirbelsäulenverkrümmungen, der Untersuchungstechnik und der Differentialdiagnose zwischen Haltungsanomalien, Spondylolisthesen und den zahlreichen Formen der Skoliosen und der Kyphosen. Dabei ist besonderer Wert auf Genese, Auswirkungen und Prognose der verschiedenen Behandlungsverfahren gelegt worden.

Wohl gehören die strukturellen Wirbelsäulenverkrümmungen in die Hände eines Spezialistenteams bestehend aus Orthopäden, Physiotherapeuten, Orthopädiemechanikern und Psychotherapeuten. Die Hilfe des Kinderarztes und des praktischen Arztes schon anlässlich der regelmässigen Kontrollen ist aber für jegliche erfolgversprechende Behandlung unerlässlich. Das Buch von Günther Henke will somit nicht dem Spezialisten etwas beibringen, sondern dem erstbehandelnden Arzt alle notwendigen Informationen vermitteln, die er braucht, um den Patienten sachgemäss zu beraten und die Nachbehandlung richtig durchzuführen.

Bern, 18. Februar 1982   MAURICE E. MÜLLER

Vorwort

Der praktisch tätige Arzt muss einer Vielzahl von medizinischen Problemen gewachsen sein und auch bei jugendlichen Haltungsfehlern und Rückenverkrümmungen Stellung beziehen. Hierbei will ihm die vorliegende Schrift helfen. Der Stoff soll möglichst einfach angeboten, das Beschriebene zusätzlich durch zahlreiche Illustrationen eingeprägt werden.

Die Untersuchungstechnik, das Verhalten und die Auswirkungen der einzelnen Arten von Kyphosen und Skoliosen wurden eher in den Vordergrund gestellt, die Behandlungsmethoden mehr im Grundsätzlichen ausgeführt.

Das ganze Gebiet ist noch im Fluss. Einzelne Kenntnisse und Behandlungsarten sind neu und werden noch diskutiert. Da eine Übersichtsdarstellung nur die wesentlichsten Aspekte eines Problems berücksichtigt, wird viel kontroverser Stoff von vornherein vermieden. Es bleiben aber gewiss Angaben, die Auffassungs- oder Schulungssache und damit subjektiv sind, oder die vielleicht in Zukunft aufgrund neuer Erkenntnisse revidiert werden müssen. So haben sich in den letzten Jahren z.B. die Indikationsgrenzen zwischen konservativer und operativer Skoliosebehandlung aufgrund längerer Kenntnis der Ergebnisse zu Gunsten der Operation verschoben; innerhalb der operativen Behandlung fassten die ventralen Techniken Fuss. Die Korsettbehandlung wird eventuell in naher Zukunft teilweise durch eine selektive Elektrostimulation der Rückenmuskeln abgelöst. Dieser Wandel berührt jedoch Untersuchungsgang und Beurteilung durch den Praktiker kaum, und so hoffe ich zunächst, dass die Schrift in ihrem Anliegen den Zweck erfüllt; darüber hinaus aber auch, dass der vermittelte Wissensstand über einige Jahre Gültigkeit behält.

I. Einleitung

1. Definition der Rückenverkrümmungen

Verkrümmungen der Wirbelsäule entstehen in der Sagittalebene und in der Frontalebene. Ist eine Kurve in der Sagittalebene nach hinten konvex, wird sie als Kyphose, ist sie nach vorne konvex, als Lordose bezeichnet (Abbildung 1). Eine Verbiegung der Wirbelsäule in der Frontalebene, also zur Seite hin, heisst Skoliose.

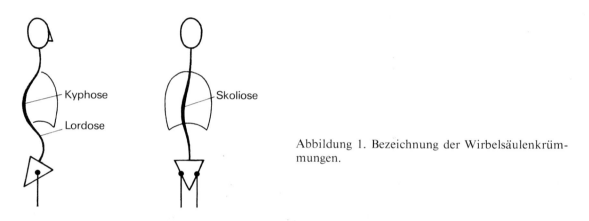

Abbildung 1. Bezeichnung der Wirbelsäulenkrümmungen.

2. Entwicklung der normalen Wirbelsäule

Die *normale Wirbelsäule* weist keine seitliche Verbiegung auf, ist dagegen in der Sagittalebene mehrfach gekrümmt. Diese Kurven bilden sich im Laufe der kindlichen Entwicklung bis zum Wachstumsabschluss definitiv aus:

Bei einem Neugeborenen verläuft die Wirbelsäule – abgesehen von der Kreuzbeinkyphose – gerade. Mit Erlernen des Sitzens, im Alter von 5 – 10 Monaten, entsteht eine Sitzkyphose mit Scheitel in der oberen Lendenwirbelsäule (Abbildung 2). Gleichzeitig bildet sich durch Anheben des Kopfes eine Halslordose aus. Mit 12 – 15 Monaten beginnt das Kind zu stehen und zu gehen, zunächst noch mit gebeugten Hüften und Knien und gestreckter Lendenwirbelsäule. Mit zunehmender Kraft werden Knie und Hüften gestreckt, der Rumpf richtet sich gegenüber dem Becken auf, und es bildet sich eine Lendenlordose aus. Entsprechend wandert der Scheitel der verbleibenden Kyphose in die mittlere Brustwirbelsäule. Diese physiologische Form – Halslordose, Brustkyphose, Lendenlordose – reift mit sich wandelndem Krümmungsgrad im weiteren Wachstum aus.

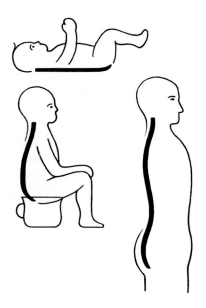
Abbildung 2. Entwicklung der sagittalen Rückenform.

3. Wirbelsäulen-Wachstum

Bei gestörter Wirbelsäulenentwicklung kann eine Fehlform entstehen und diese sich mit dem weiteren Wachstum verstärken. Eine solche Verschlechterung geschieht parallel zur Wachstumsgeschwindigkeit. Das *Wirbelsäulenwachstum* erfolgt nicht gleichmässig, und das Kind ist für die Ausbildung und Verstärkung von Wirbelsäulenverkrümmungen während Phasen starken Rumpflängenwachstums besonders gefährdet:

Das Wachstum der Wirbelsäule ist im ersten Lebensjahr am grössten und nimmt bis Ende des dritten Jahres allmählich ab. Eine nächste, mässige Streckphase erfolgt zwischen 6. und 8. Lebensjahr, also in der ersten Schulzeit. Im pubertären Wachstumsschub, bei Mädchen etwa zwischen 10. und 14., bei Knaben zwischen 12. und 16. Lebensjahr, wächst die Wirbelsäule – etwas nachhinkend zur Streckphase der Extremitäten – nochmals in stärkerem Ausmass (siehe Tabelle III, S. 126).

In diesen Streckperioden bleibt die Muskelentwicklung zurück und wird während anschliessender «Füllphasen» nachgeholt. Diese physiologische Schwäche der Rumpfmuskulatur bewirkt verstärkte Kyphose- und Lordosekrümmungen. Ein solch vermehrt geschwungener Rücken ist also – speziell im frühen Schulalter und vor dem 10. Lebensjahr – normal und nicht behandlungsbedürftig. Während der Pubertät verlangt er aber, wegen des jetzt definitiven Ausreifens der Form und der inzwischen stärkeren und einseitigeren Rückenbelastung, vermehrte Aufmerksamkeit.

4. Bedeutung der Früherfassung von Verkrümmungen

Verkrümmungen der Wirbelsäule sind in erster Linie ein Problem der Jugendlichen. Sie entstehen zunächst unbemerkt, können mit dem weiteren Wachstum stetig zunehmen und beeinflussen dann mit ihren Konsequenzen das ganze weitere Leben. Je früher man sie erfasst und einer adäquaten Behandlung zuführt, umso eher kann ihre Verschlimmerung aufgehalten werden. Die Verhinderung einer Kurvenprogredienz ergibt das beste Resultat und ist die risikoärmere Behandlung als die Korrektur einer Verkrümmung. Rückenverkrümmungen kommen immer wieder erst in einem erstaunlich fortgeschrittenen Stadium zur Behandlung. Teilweise ist dies erklärbar mit der Scheu gerade junger Mädchen, sich vor anderen, auch den Eltern, unbekleidet zu zeigen. Von grösster Bedeutung für die Erkennung ist deshalb die systematische und wiederholte schulärztliche Untersuchung. Dies nützt jedoch wenig, wird die einmal erkannte Verkrümmung nicht zur Beurteilung und optimalen Behandlung einem entsprechenden Rückenzentrum zugewiesen.

II. Abklärung

1. Allgemeine Anamnese und Untersuchung

Jede Wirbelsäulenverkrümmung ist Ausdruck einer Erkrankung, deren Ursache diagnostiziert werden muss, um eine möglichst kausale Behandlung durchzuführen. Erhebung der Anamnese, klinische und röntgenologische Allgemeinuntersuchung sollen in einem für diese Diagnostik notwendigen Mindestmass erfolgen. So sind Fragen nach früheren Erkrankungen (z.B. Lähmungen, Wirbel- oder Pleuraentzündungen, metabolische Krankheiten, Missbildungen) und Behandlungen (z.B. Operationen an Wirbelsäule oder Rippen, Tumorbestrahlungen) angezeigt. Zur Untersuchung gehört ein kursorischer Neurostatus; man achtet auf allgemeine Merkmale wie Café-au-lait-Flecken, Pigmentierung oder Behaarung über der Wirbelsäule als Hinweis für eine Dysraphie oder Diastematomyelie, Laxizität der Gelenke, Disproportionen wie z.B. überlange Beine bei Arachnodaktylie.

2. Rücken-Anamnese

Zur engeren Abklärung gehören:

2.1 Familienanamnese

Skoliosen und Kyphosen kommen familiär gehäuft vor, und durch entsprechende Fragen ist es gelegentlich möglich, Rückenverkrümmungen bei Geschwistern rechtzeitig zu erfassen.

2.2 Persönliche Anamnese

Nicht jede Kyphose und Skoliose ist progredient. Wann wurde eine Kurve erstmals bemerkt? Hat sie sich seitdem verändert? Fiel den Eltern und Patienten eine Krümmungszunahme bereits auf, so wird in Grenzsituationen eine sonst noch abwartend kontrollierende Haltung überflüssig.

Kinder und Jugendliche mit Rückenverkrümmungen fühlen sich im Allgemeinen gesund, sind also auch schmerzfrei. Schmerzen infolge der Verkrümmung sind belastungsabhängig und treten noch am ehesten im Adoleszentenalter, z.B. nach langem, gleichförmigem Sitzen oder stärkerer sportlicher Beanspruchung, auf. Sind Schmerzen vor der Pubertät, auch in Ruhe und speziell nachts vorhanden, muss an eine Entzündung oder an einen Tumor gedacht und diese Möglichkeit sorgfältig abgeklärt werden.

Auskünfte über eine bereits erfolgte Therapie und das bisherige sportliche Trainingsausmass sind wertvoll im Hinblick auf die weitere Behandlung, ebenso Fragen nach der derzeitigen Wachstumsrate.

Bei Mädchen gibt das Auftreten der Menarche einen Anhalt für die noch verbleibende Wachstumsreserve. Nach einer Faustregel wächst die Wirbelsäule vom Zeitpunkt der Menarche an noch mindestens drei Jahre. Aber definitiv ist das Wachstum oft erst 4 – 5 Jahre später abgeschlossen.

3. Rücken-Untersuchung

3.1 Unterscheidung Haltung – Rückenform

Da die Wirbelsäule eine aus Einzelgliedern aufgebaute bewegliche Stütze ist, muss bei der Untersuchung jeweils unterschieden werden zwischen ihrer eigentlichen Form und einer bewegungsabhängigen wechselnden Haltung. Es kann sich bei einem krummen Rücken um eine echte Fehlform oder um eine reine Fehlhaltung handeln. Eine Haltungsstörung ist – spätestens nach Ausschaltung der Ursache, z. B. von Schmerzen – vollständig reversibel, also nicht fixiert. Ein echter Formfehler ist nicht ganz ausgleichbar, also zumindest teilweise fixiert. Das Ausmass der Rigidität oder Restbeweglichkeit gibt wiederum Aufschluss über die Korrigierbarkeit der Kurve. Hierbei muss man sich der normalen Wirbelsäulenbeweglichkeit erinnern (Tabelle I).

Tabelle I: *Beweglichkeit der Wirbelsäule.*

	Flexion	Extension	Seitneigung	Rotation
Brustwirbelsäule	gut	schlecht	mässig	mässig gut (etwa 5°/Wirbel)
Lendenwirbelsäule	gut	gut	gut	thorakolumbal und lumbosakral gut, sonst schlecht

Von den Wirbeln ist einzig die Dornfortsatzreihe direkt sichtbar. Jede Wirbelsäulenverkrümmung verändert jedoch die Rumpfkonfiguration, und wir müssen gerade die wichtigen Frühstadien von Skoliosen an den sekundären Rumpfdeformitäten erkennen.

Der Patient ist für die Untersuchung nur mit einer kurzen Hose bekleidet, die die Beckenkämme freigibt. Er steht mit gestreckten Hüften und Knien im Gleichbeinstand aufrecht, oder dann vornübergeneigt mit symmetrisch herunterhängenden

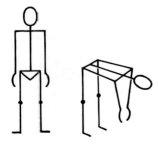

Abbildung 3. Haltung des Patienten zur Rückenuntersuchung.

Armen und aneinandergelegten Händen (Abbildung 3). Auf diese Art werden Irrtümer durch willkürliche Beckenneigung oder Verdrehung des Schultergürtels vermieden.

Untersuchung in der Frontalebene

3.2 Beckenschiefstand

Ein echter *Beckenschiefstand* muss mitsamt seiner Ursache festgestellt und für die weitere Untersuchung, sofern möglich, ausgeglichen werden. Er kann bedingt sein durch ungleiche Beinlängen (Abbildung 4). Mit Unterlegen von Brettchen bekannter Dicke wird die Beinverkürzung ausgeglichen und gleichzeitig gemessen. Ein Beckenschiefstand kann ferner durch Flexionskontraktur in Hüfte und Knie oder fixierte Abduktions- oder Adduktionsfehlstellung einer Hüfte verursacht werden (Abbildung 5).

So wie ein Beckenschiefstand mit entsprechender lumbaler Ausgleichsskoliose ungleiche Taillendreiecke bewirkt, täuscht eine echte lumbale Skoliose wegen der ungleichen Taillen gerne einen Beckenschiefstand vor. Die Prüfung der Beckenstellung soll deshalb nicht durch Höhenvergleich der Beckenkämme erfolgen, sondern von vorne durch exaktes Tasten der Spina iliaca anterior superior beidseits, die horizontal zu einander liegen sollen. Im Zweifel kann durch Unterlage eines Brettchens unter das vermeintlich kürzere Bein diese Verkürzung verifiziert oder widerlegt werden. Die Unterlage verstärkt bei lumbaler Skoliose die Körperasymmetrie, hebt sie dagegen bei einer Beinverkürzung auf (Abbildung 6).

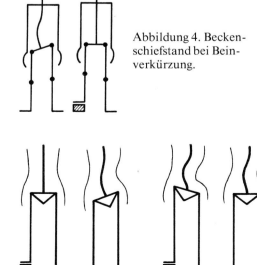

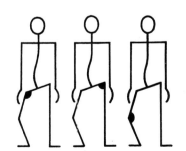

Abbildung 4. Beckenschiefstand bei Beinverkürzung.

Abbildung 5. Beckenschiefstand bei Hüft- oder Kniekontraktur.

Abbildung 6. Differenzierung zwischen Skoliose und Beckenschiefstand.

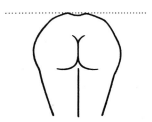

Abbildung 7. Kontrolle der Beckenstellung von dorsal.

Eine Möglichkeit, die Taillen optisch direkt auszuschalten, besteht darin, dass sich der Patient vornüberneigt, und man von hinten die horizontale Lage des Gesässes, genauer der Spinae iliacae posteriores, kontrolliert (Abbildung 7). Diese liegen nahe beisammen, die Spinae anteriores superiores weiter auseinander. Wegen der grösseren Distanz der Kontrollpunkte ist daher die Untersuchung des Beckenstandes von ventral genauer.

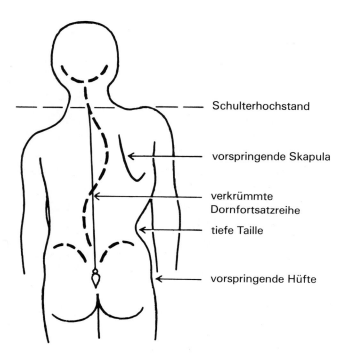
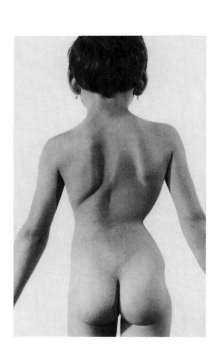

Abbildung 8. Skoliosemerkmale im Stehen.

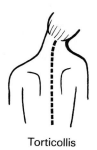
Torticollis

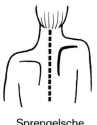
Sprengelsche Deformität

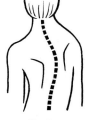
Skoliose

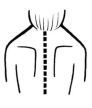
Klippel-Feil-Syndrom

Abbildung 9. Mögliche Ursache bei Nacken-Schulterasymetrie. (Am Bild vermerkt).

3.3 Merkmale der Skoliose

Zur Feststellung einer Skoliose ist *im aufrechten Stand* von dorsal auf die Reihe der Dornfortsätze, auf einen allfälligen Höhenunterschied der Schulterkonturen, eine vorspringende Scapula, eine Asymmetrie in den Taillendreiecken oder eine vorspringende Hüfte zu achten (Abbildung 8).

Zeigen sich ungleiche Nacken- und Schulterkonturen, ein Schulterhochstand, so muss differenziert werden zwischen einer echten Skoliose, einem Torticollis, einer Sprengelschen Deformität, die – wie auch das Klippel-Feil-Syndrom – häufig mit einer Missbildungsskoliose der oberen Brustwirbelsäule vergesellschaftet ist (Abbildung 9).

Abbildung 10. Skoliosemerkmale bei Beugung.

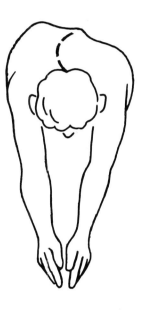

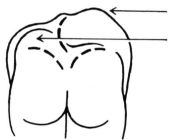

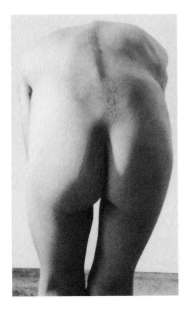

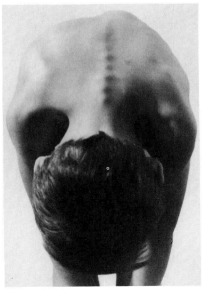

Abbildung 11. Skoliosemerkmale bei Beugung.

Die echte Skoliose ist mit einer Verdrehung der Wirbel und sekundär der zugehörigen Rumpfpartie um ihre Längsachse kombiniert. Am *vornübergeneigten Patienten* wird deshalb bei der echten Skoliose ein einseitiger Rippenbuckel oder Lendenwulst sichtbar (Abbildung 10, 11). Dieses Merkmal fehlt nicht nur den eben erwähnten Zuständen, die eine Skoliose vortäuschen können, sondern auch allen funktionellen skoliotischen Haltungen.

Der Rippenbuckel wird im Stehen auffällig dadurch, dass die darübergelegene Scapula abgehoben und eventuell zur Seite verschoben steht. Die Dornfortsatzspitzen machen wegen der erwähnten Wirbelrotation eine skoliotische Verbiegung weniger mit als die Wirbelkörper, und ihr Abweichen aus dem geradlinigen Verlauf ist deshalb kein markantes und früh auffälliges Skoliosezeichen. Demgegenüber ist das Vorspringen einer Hüfte ein vom Patienten oft zuerst festgestelltes Merkmal. Es wird vorgetäuscht durch die unterschiedlichen Taillendreiecke.

Bei Vorliegen einer Skoliose ist zu prüfen, ob die Verkrümmung kompensiert ist, d. h. die Wirbelsäule im Lot und der Kopf über dem Becken steht, konkret, ob ein vom Dornfortsatz C 7 gefälltes Lot über die Rima ani oder aber seitlich daneben fällt (siehe Abbildung 8).

Die *Ansicht des Patienten von vorne* zeigt neben den erwähnten Konturasymmetrien und dem Reifegrad der sekundären Geschlechtsmerkmale eine einseitig verstärkte Vorwölbung der Brustwand, speziell der Thoraxapertur, sowie einen Höhen- oder Grössenunterschied der Mammae.

Jede Skoliose führt zu einer Rumpfverkürzung und die Steh- und Sitzgrösse sollen vermerkt werden.

3.4 Funktionsprüfung

Bei skoliotischer Krümmung der Wirbelsäule soll eine Funktionsprüfung die Beweglichkeit oder aber Rigidität dieses Wirbelsäulenabschnittes zeigen. In aufrechter Stellung mit hinter dem Kopf verschränkten Armen neigt sich der Patient maximal nach beiden Seiten hin (Abbildung 12). Die Wirbelsäule mit ihren Dornfortsätzen bildet

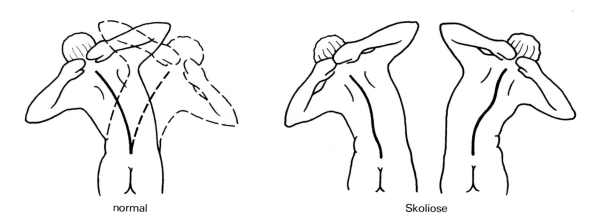

Abbildung 12. Seitliche Bewegungsprüfungen der Wirbelsäule.

normalerweise hierbei einen nach rechts und links gleich starken harmonischen Bogen. Bei einer auch nur geringen skoliotischen Fixierung ist das Gleichmass dieses Bogens zu einer Seite hin gestört. Die Beweglichkeit einer thorakalen Kurve ist auch gut erkennbar durch möglichst starkes seitliches Umkrümmen des vornübergeneigten Patienten. Die Dornfortsatzreihe biegt sich zurecht und der Rippenbuckel vermindert sich. Die Rigidität hochgradiger Kurven, speziell bei Lähmungen, lässt sich leicht abschätzen durch Strecken des Patienten, der unter den Schultern oder am Kopf gefasst und angehoben wird (siehe Abildung 73).

3.5. Beckenneigung

Die Prüfung der sagittalen Rückenkrümmung beginnt wieder an der Basis, nämlich mit der *Beckenneigung.* Spina iliaca anterior-superior und posterior werden getastet. Die sie verbindende Linie ist ein Mass für die Beckenkippung und bildet normalerweise mit der Horizontalen einen Winkel von 12° (Abbildung 13). Eine vermehrte Beckenkippung wird oft durch unvollständige Streckfähigkeit in den Hüften bedingt. Dies stellt bei Kindern vor dem 11. Lebensjahr häufig die einzige Ursache einer verstärkten sagittalen Wirbelsäulenschweifung dar.

Nachweis oder Ausschluss einer Flexionskontraktur der Hüftgelenke erfolgt durch den *Thomasschen Handgriff* (Abbildung 14). In Rückenlage des Patienten wird das gegenseitige Hüftgelenk soweit gebeugt, bis das Becken in seiner Normalstellung

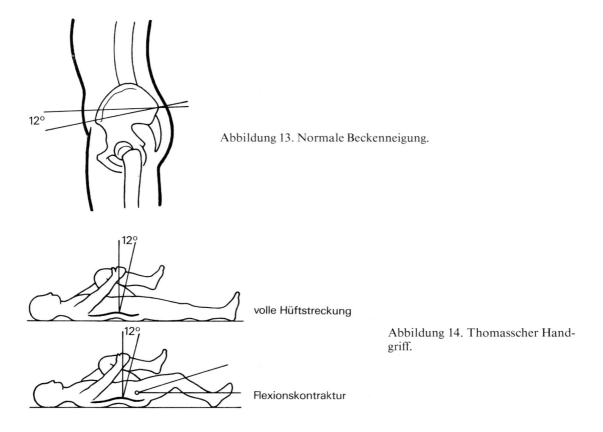

Abbildung 13. Normale Beckenneigung.

volle Hüftstreckung

Abbildung 14. Thomasscher Handgriff.

Flexionskontraktur

fixiert ist. Eine Hand tastet hierbei die noch leicht vorhandene Lendenlordose. Besteht in der untersuchten Hüfte eine Flexionskontraktur, so wird in dieser Stellung der Oberschenkel bereits um den Grad des Streckausfalles von der Unterlage abgehoben. Bei voller Streckbarkeit der Hüfte liegt der Oberschenkel dem Tisch noch flach auf; bei Überstreckbarkeit lässt sich das Becken aufrichten und damit die Lendenlordose voll abflachen, ohne dass der Oberschenkel mitgeht.

3.6 Merkmale der Kyphose

Die Seitenansicht des aufrechtstehenden Patienten gibt einen guten Anhalt über die sagittale Rückenschweifung und zeigt Ausmass sowie Scheitelpunkte der *Kyphosen und Lordosen* (Abbildung 15).

Bei einer verstärkten Brustwirbelkyphose haben die Schultern eine Tendenz nach vorne zu fallen. Dies führt zunächst zu einer funktionellen, dann zu einer echten Verkürzung der Musculi pectorales mit dem Unvermögen, die Schultern zurückzunehmen. In der Dorsalansicht springt bei solchen Patienten die Dornfortsatzreihe stärker hervor, ist häufig auch vom erhöhten Druck der Stuhllehne hyperpigmentiert. Die Schulterblätter sind zur Seite hin abgewichen (Abbildung 16). Häufig hat die verstärkte Brustwirbelkyphose einen vergrösserten sagittalen Thoraxdurchmesser zur Folge. Die Rippen werden entsprechend stärker nach ventral umgebogen und beim vorn-

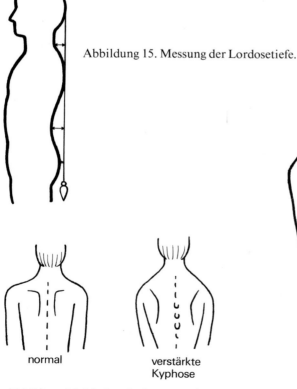

Abbildung 15. Messung der Lordosetiefe.

Abbildung 16. Merkmale der normalen und der verstärkten Brustwirbelkyphose.

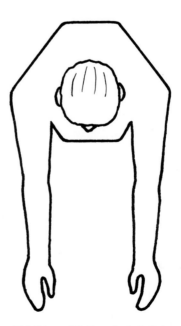

Abbildung 17. Sargdeckelrücken.

übergeneigten Patienten wird der sog. Sargdeckelrücken sichtbar (Abbildung 17). Diese Thoraxform ist bei Hyperkyphosen der Brustwirbelsäule jedoch nicht obligat. Eine verstärkte Kyphose kann auch mit einer Trichterbrust kombiniert sein.

3.7 Klinische Messung der Kyphose

Das Ausmass der sagittalen Schweifung einer Wirbelsäule ist klinisch messbar: bei der sog. *Flèche-cervicale und lombaire* wird der Abstand von Dornfortsatz C 7 und der grösste Abstand der Lendenlordose von einem am Scheitel der Brustwirbelkyphose angelegten Lot gemessen (Abbildung 15). Diese Werte sind haltungsabhängig. Zudem ändert ihr Aussagewert mit der Körpergrösse. Sie sind also für Verlaufskontrollen wachsender Jugendlicher und für Vergleiche wenig geeignet.

Mit dem *Kyphosometer nach H. U. Debrunner* erfasst man dagegen das Winkelmass einer Kyphose und deren maximale Beweglichkeit (Abbildung 18). Die Messfehlerbreite liegt bei 3°, höchstens 5°. Die Backen des Messinstrumentes werden mit leichtem Druck je auf zwei Dornfortsätze aufgelegt und zwar an der Brustwirbelsäule kranial auf Th 2/3, distal Th 11/12, in der Lendenwirbelsäule auf Th 12/L 1 und die Sakrumrückfläche. Gemessen werden die Werte in habitueller Haltung, maximaler Vorneigung und Aufrichtung mit gebeugten Hüften. Die Brustwirbelkyphose misst normalerweise im Stehen um 30°, im Vorbeugen 50° und bei maximaler Streckung 8°.

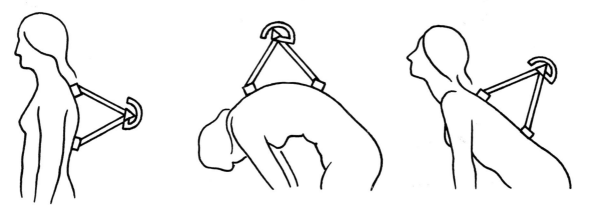

Abbildung 18. Kyphosometer nach H. U. Debrunner.

4. Röntgenuntersuchung

4.1 Standardaufnahmen

Von einem Patienten, dessen klinische Untersuchung eine auch nur gering fixierte Rückenverkrümmung ergibt, sollen Aufnahmen der Wirbelsäule im Stehen in zwei Ebenen angefertigt werden. Dies brauchen nicht Wirbelsäulen-Ganzaufnahmen zu sein; die einzelnen Krümmungen müssen aber jeweils auf einer Aufnahme ganz abgebildet werden, damit man sie ausmessen kann. Distal sollen die Beckenkämme, kranial wenigstens der zervikothorakale Übergang zur Abbildung kommen. Um vergleichbare Bilder zu erhalten, wird die Aufnahmetechnik standardisiert. Meine Patienten stehen z. B. für die Seitenaufnahme stets mit vorgehaltenen, auf einer Stange abgestützten Armen. Wegen der Notwendigkeit, verkrümmte Wirbelsäulen über Jahre röntgenologisch zu kontrollieren, sollen zur Strahlenentlastung der Brüste nur postero-anteriore Bilder gemacht werden.

4.2 Funktionsaufnahmen

Funktionsbilder zur Beurteilung der Redressierbarkeit einer Kurve sind für die Planung einer operativen Korrektur nötig. Die Aufnahme erfolgt jeweils in der dem Patienten maximal möglichen Umkrümmung, wobei die Lagerung diese Umkrümmung unterstützt. Zur Funktionsprüfung einer Kyphose liegt der Patient auf dem Rücken, mit einem Kissen als Hypomochlion unter dem Kyphosescheitel (Abbildung 19). Die Beine sind stark gebeugt, damit wird das Becken aufgerichtet und die Lendenlordose abgeflacht. Die Arme sind über dem Kopf maximal nach hinten gestreckt, der Kopf wird stark rekliniert. Die Beugefähigkeit der Lendenlordose wird mit einem Seitenbild des Patienten in Knie-Brustlage kontrolliert (Abbildung 20).

Zur Umbiegung einer Skoliose liegt der Patient auf dem Rücken und krümmt sich maximal zur Seite der Kurvenkonvexität hin (Abbildung 21). Der Fuss dieser Seite verhakt sich mit der Ferse an der Kante des Röntgentisches, das andere Bein wird über diesem verschränkt. Der Arm dieser Seite hangelt sich mit der Hand am Oberschenkel möglichst tief. Die Gegenhand drückt den Kopf maximal in Korrekturrichtung.

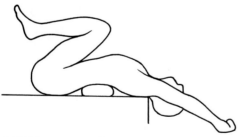

Abbildung 19. Umkrümmung der Brustwirbelkyphose.

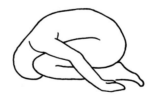

Abbildung 20. Umkrümmung der Lendenlordose.

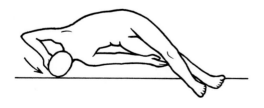

Abbildung 21. Umkrümmung einer Skoliose.

4.3 Aufnahmen in der Wahlebene

Bei schweren Kyphoskoliosen treffen Standardaufnahmen die Krümmungen zu schräg und der Aussagewert wird ungenügend. Hier sind Aufnahmen in der «Wahlebene» geeigneter. Die Wahlebene orientiert sich an dem Scheitelwirbel einer Kurve, d.h. der Patient wird solange gedreht, bis die Querfortsätze dieses Scheitelwirbels parallel, resp. senkrecht zur Röntgenkassette liegen.

4.4 Auswertung der Röntgenbilder

Die Bilder sollen neben Strukturveränderungen an den Wirbeln folgende Punkte aufzeigen (Abbildungen 22 und 23):

1. Ausdehnung einer Kurve, d.h. deren End- und Neutralwirbel.
2. Scheitelpunkt der Kurve, womit die Höhenlokalisation innerhalb der Wirbelsäule definiert ist.
3. Ausmass der Kurve in Graden.
4. Bei Skoliosen die Wirbelrotation.
5. Die Wachstumsreserve oder den Abschluss des Wirbelsäulenwachstums.

1. Endwirbel

Die Endwirbel sind als letzte Wirbel einer Kurve am stärksten geneigt; ihre Deckplatten weisen also den grössten Winkel zur Horizontalen auf. Ausserdem werden die in der Kurve keilförmig zur Konvexseite aufklaffenden Intervertebralspatien am Endwirbel parallel oder die Richtung des Keiles wechselt hier zur Gegenseite hin. Die an der Stehendaufnahme festgelegten Endwirbel sind auch die Bezugspunkte zum Ausmessen von Funktionsaufnahmen, auf denen sich eine Kurve dank ihrer Flexibilität verkürzen kann.

Der Name «Neutralwirbel» bezeichnet den ersten Wirbel eines Skolioseendes ohne Rotation. «Endwirbel» und «Neutralwirbel» sind nicht unbedingt identisch (Abbildung 24).

2. Scheitelwirbel

Der *Scheitelwirbel* einer Kurve steht am ehesten horizontal, ist am weitesten zur Konvexität der Kurve verschoben, in der Regel am stärksten keilförmig deformiert und bei Skoliosen am ausgiebigsten rotiert.

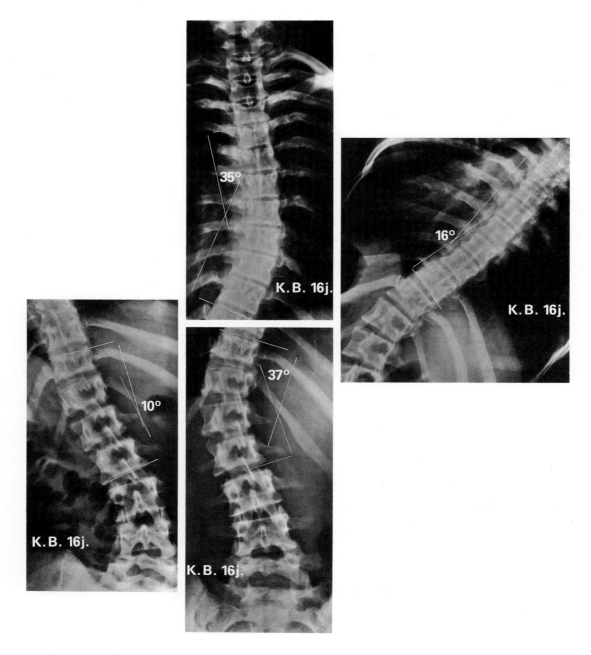

Abbildung 22. Stehendaufnahme und Funktionsbilder in maximaler aktiver Umkrümmung einer rechtsthorakalen, linkslumbalen Doppelskoliose. Die Brustwirbelsäule wurde entsprechend der Kurvenkonvexität nach rechts, die Lendenwirbelsäule nach links geneigt. Bei etwa gleichen Kurvenwerten (35°, resp. 37° im Stehen) korrigiert die Krümmung der von Natur aus steiferen Brustwirbelsäule auf 16°, diejenige der ohnehin beweglicheren Lendenwirbelsäule auf 10°, wobei sich diese Kurve sogar um den dritten Lendenwirel verkürzt.

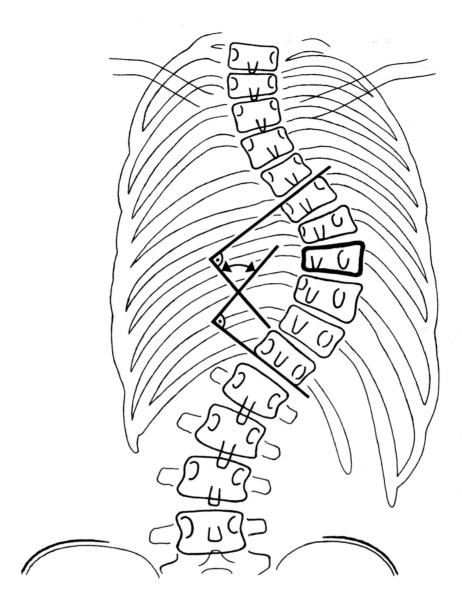

Abbildung 23. Röntgenmerkmale einer Skoliose.

3. Ausmessung einer Kurve

Zur *Ausmessung einer Kurve* hat sich die Methode von COBB durchgesetzt: es wird der Winkel zwischen den Endwirbeln, genauer deren scheitelpunktfernen Deckplatten, bestimmt. Wegen der Begrenzung des Röntgenbildes misst man die Senkrechten zu den Deckplatten aus. Die Endwirbel einer Brustwirbelkyphose sind oft nicht genau messbar, da die drei ersten Brustwirbel, wie auch der 12. Brustwirbel, wegen Weichteilüberlagerung (Schultergürtel, Zwerchfell mit Oberbauchorganen) nicht klar erkennbar sind. Die Kurve muss dann von Th 4 bis Th 11 gemessen und ein zu gerin-

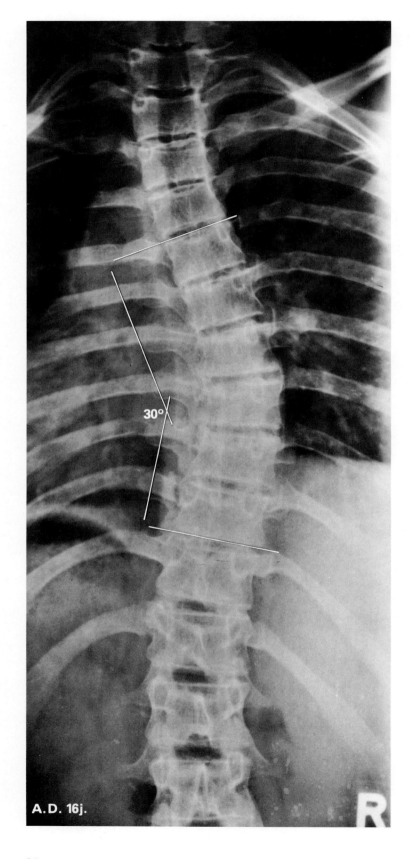

Abbildung 24. Röntgenbild einer rechtskonvexen idiopathischen thorakalen Skoliose. Endwirbel sind Th 5 und Th 10, Scheitelwirbel ist Th 8. Der Neutralwirbel ist kranial mit dem Endwirbel identisch; distal sind aber noch zwei Wirbel über den Endwirbel (Th 10) hinaus rotiert. Kaudaler Neutralwirbel ist also L 1. In der unteren Brustwirbelsäule stellen sich die Deckplatten mit Doppelkonturen dar, als Ausdruck noch vorhandenen Wachstums bei knöchern angelegten, mit den Wirbeln aber noch nicht verschmolzenen Randleisten.

ger Kyphosewert in Kauf genommen werden. Bei Verlaufskontrollen mit Vergleich von Messwerten soll man berücksichtigen, dass einerseits die Ausmessung der Bilder eine Fehlerbreite aufweist, andererseits Röntgenbilder – auch bei gleicher Technik – Momentaufnahmen mit einer Haltungskomponente sind. Daher werden Winkelunterschiede erst ab ± 3° relevant.

4. Wirbelrotation

Die Konturen eines Wirbelkörpers mit Bogenwurzeln und Dornfortsatzspitze gleichen auf der a.p.-Aufnahme einem Gesicht mit Augen und Nase. Die *Wirbelrotation* wird erkennbar durch zunehmende Asymmetrie dieses Gesichtes. Bogenwurzeln und Dornfortsätze verschieben sich zur Seite hin. Die Projektion der konvexseitigen Bogenwurzel ist das genaueste und über die ganze Wirbelsäule hin am wenigsten variierende Mass für die Rotation. Die prozentuale Verschiebung dieses konvexseitigen Ovales innerhalb der Breite des Wirbelkörpers gibt einen guten Anhalt für den Grad der tatsächlichen Rotation (NASH) (Abbildung 25). Das Ausmass der Rotation muss keineswegs mit dem Schweregrad der Skoliose korreliert sein.

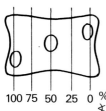

100 75 50 25 0 % Verschiebung der Bogenwurzel (in % der Wirbelbreite)
✗ = annähernder Rotationsgrad des Wirbels

Abbildung 25. Konvexseitige Bogenwurzel als Kriterium der Wirbelrotation.

5. Restwachstum

Einen röntgenologischen Anhalt für die Ausreifung der Wirbelsäule und somit das noch zu erwartende *Restwachstum* gibt das *Risserzeichen:* Die zunächst knorpelige Beckenkammapophyse verknöchert zur Zeit des pubertären Wachstumsschubes von ventral her gegen dorsal und verschmilzt dann knöchern mit dem Becken von dorsal gegen ventral. Diese Entwicklung wird in fünf Risserstadien unterteilt (Abbildung 26).

Stadium 1: Ventral in der Apophyse erscheint der Knochenkern.
Stadium 2: Die Apophyse ist über die Hälfte des Beckenkammes knöchern sichtbar.
Stadium 3: Die gesamte Apophyse ist verknöchert.
Stadium 4: Die Apophyse ist zur Hälfte mit dem Becken knöchern verwachsen.
Stadium 5: Die Beckenkammapophyse ist vollständig mit dem Becken verschmolzen.

Die Zeitdauer, in der diese Risserstadien durchlaufen werden, beträgt etwa drei Jahre, variiert jedoch stark. Bei völliger Verschmelzung der Apophyse soll das Wirbelsäulenwachstum abgeschlossen sein. Diese Regel ist jedoch ungenau und das Knochenalter in diesen Risserstadien kann um Jahre differieren (M. ANDERSON).

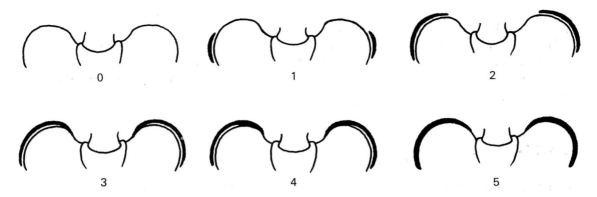

Abbildung 26. Risserstadien.

Das Ende des Wirbelsäulenwachstums ist genauer am Verschmelzen der Wirbelapophysen mit den Wirbelkörpern zu erkennen. Die ebenfalls zunächst knorpeligen Wirbelrandleisten verknöchern etwa vom 7. bis zum 12. Lebensjahr. Vom 14. oder 15. Lebensjahr an beginnt die Verschmelzung mit dem Wirbelkörper. Der vollständige knöcherne Durchbau zwischen Randleiste und Wirbelkörper – ersichtlich daran, dass aus der Doppelkontur der Deckplatte eine Kontur wurde – zeigt das Wachstumsende dieses Wirbels an. Der Wachstumsabschluss erfolgt nicht gleichmässig innerhalb der ganzen Wirbelsäule, häufig zuerst an den Lenden- und zum Schluss an den mittleren Brustwirbeln, oft zuletzt im Skolioscheitelpunkt.

III. Haltung

1. Grundwesen der menschlichen Haltung

Die Haltung ist veränderlich und Ausdruck eines ständigen Kampfes zwischen der Schwerkraft einerseits und der aufrichtenden Muskelkraft andererseits. Sie wird beeinflusst von der psychischen Verfassung eines Menschen, ist festgelegt innerhalb der Bewegungsgrenzen der Wirbelsäule und damit geprägt von deren Grundform.

Das Kräftespiel von Muskelzug und Schwerkraft aber ist das Wesen der Haltung: Die menschliche Wirbelsäule mit ihrem aktiven und passiven Halteapparat leitet sich ab von der Wirbelsäule des Vierfüsslers und ist ihr ähnlich gebaut (Abbildung 27). Beim Vierfüssler wirkt die Schwerkraft extendierend. Als Gegenzug flektiert die Bauchmuskulatur mit langem Hebelarm; beide Kräfte üben an der Wirbelsäule keinen wesentlichen Axialdruck aus. Beim aufrechtstehenden Menschen flektiert die Schwerkraft, die Rückenmuskulatur wirkt extendierend mit kurzem Hebelarm entgegen; beide Kräfte üben an der Wirbelsäule einen vorwiegend axialen Druck aus. Diese völlig verschiedene Belastungsweise bei gleichartigem Bau kann die Anfälligkeit der menschlichen Wirbelsäule für Belastungsschmerzen und Haltungs- sowie Formfehler erklären.

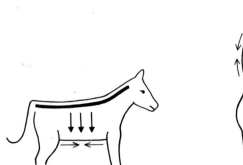
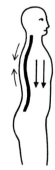

Abbildung 27. Wirkung der Schwerkraft bei Mensch und Tier.

2. Normale Haltungstypen

Am gesunden Menschen differenzieren wir verschiedene *typische Haltungen:*

In der Frontalebene den schon beschriebenen Gleichbeinstand mit geradem Becken und gleichmässiger Gewichtsverteilung auf die symmetrisch gestreckten Beine; daneben den sog. Kontrapost, die klassische Haltung griechischer Skulpturen mit gestrecktem Standbein, in Hüfte und Knie leicht flektiertem Spielbein, entsprechend seitlich geneigtem Becken und ausgleichender lumbaler Haltungsskoliose. Das belastete Standbein wird häufig gewechselt und durch diese Abwechslung die Ermüdung hinausgezögert.

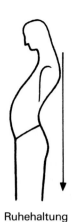 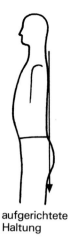

Abbildung 28. Normale Grundhaltungen.

Ruhehaltung   habituelle Haltung   aufgerichtete Haltung

Medizinisch aufschlussreicher sind die drei normalen Grundhaltungen in der Frontalebene: Die Ruhehaltung, die habituelle Haltung und die aufgerichtete Haltung (Abbildung 28).

In der *Ruhehaltung* wird bei minimaler Muskelanspannung der passive Bandapparat eingesetzt: der Patient steht schlaff mit verstärkter Brustkyphose und Lendenlordose, stark gekipptem Becken und vorgestrecktem Bauch. Das Lot vom Kyphosescheitel fällt hinter die Kreuzbeinwölbung.

In der *habituellen Haltung* steht die Wirbelsäule bei mässigem Muskeltonus und mittlerer Brustkyphose und Lendenlordose mit ihren Gelenken in Neutralstellung. Das Lot vom Scheitel der Brustwirbelkyphose berührt das Kreuzbein.

In der *aufgerichteten Haltung* streckt sich der Patient mit erheblicher Muskelspannung. Brustwirbelkyphose und Lendenlordose werden abgeflacht, die Beckenkippung verringert. Das Lot vom Brustkyphosenscheitel fällt auf oder vor das Kreuzbein.

Bei Verkrümmungen der Wirbelsäule sind diese Haltungstypen entsprechend dem Formfehler und der Rigidität der Wirbelsäule modifiziert, aber grundsätzlich möglich.

3. Haltungsstörungen

Zu *Haltungsstörungen* kommt es durch verminderte Leistungsfähigkeit der Rumpf- und Rückenmuskulatur. Nachweisbar sind sie mit dem *Halte-Leistungstest* nach MATTHIAS: Der Patient steht in aufgerichteter Haltung, die Arme rechtwinklig vorgehoben (Abbildung 29). Je nach dem, wie lange diese sehr muskelaktive Haltung eingenommen werden kann, unterscheiden wir

Haltungsgesundheit: Testhaltung mehr als 30 Sekunden möglich.
Haltungsschwäche: Testhaltung weniger als 30 Sekunden möglich.
Haltungsverfall: Testhaltung kann – bei beweglicher Wirbelsäule – nicht korrekt eingenommen werden.

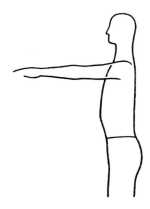

Abbildung 29. Halteleistungstest nach Matthias.

Die Haltungsschwäche ist während der ersten Pubertätsphase mit grossem Längenwachstum und relativem Zurückbleiben der Muskelentwicklung sehr verbreitet. Ihre Häufigkeit geht mit dem Nachlassen der Wachstumsrate spontan zurück. So trifft man nach MATTHIAS bei 12- bis 13jährigen Jungen und Mädchen in 45% eine Haltungsschwäche, bei den 16- bis 18jährigen dagegen nur noch in 20%. Die Haltungsschwäche ist Ausdruck einer generellen leichten Leistungsverminderung.

Den Haltungsverfall sehen wir bei krankhaft geringer körperlicher Leistungsfähigkeit. Er ist kaum abhängig von der Entwicklungsphase.

4. Betreuung der Haltungsstörung

Haltungsfehler sollen behandelt und überwacht werden. Bei der Haltungsschwäche – die ja in einem grossen Prozentsatz mit der normalen Entwicklung wieder verschwindet, gelegentlich aber in den Haltungsverfall übergeht – wird es genügen, rückengünstigen Sport (Schwimmen, Laufen, Rennen, Reiten) zu empfehlen, allenfalls in Gruppen ein Rückenturnprogramm einzuüben und zu überwachen. Zu vermeiden ist die einseitige Überlastung, z.B. durch langes gleichförmiges Sitzen. Beim Haltungsverfall wird ein vorwiegend isometrisches Turnprogramm individuell instruiert und periodisch kontrolliert. Es genügt keineswegs, in einem Physiotherapieinstitut regelmässig Gymnastiksitzungen abzuhalten. Für ein wirksames Training soll das Turnprogramm täglich zu Hause durchgeübt werden. Zur Verlaufskontrolle, und wegen der Möglichkeit einer Fixierung der Haltungsstörung, bestelle ich derartige Patienten während des Wachstumsschubes zu halbjährlichen Kontrollen.

Speziell sei nochmals auf jene Kinder mit stark hohlrunder Haltung, meist um das 10. Lebensjahr, hingewiesen, bei denen als einzige Ursache eine vermehrte Beckenkippung wegen mangelhafter Hüftextension zu finden ist. Als Behandlung führt hier so gut wie immer ein konsequentes Training der Hüftextension zum Ziel.

5. Beziehung zwischen Haltungsfehler und Rückenform

Die medizinische Bewertung der Haltung hängt entscheidend von der Frage ab, ob eine Haltungsstörung einen Formfehler, eine vermehrte Kyphose verursachen und verstärken kann:

Der Haltungsschwächling steht und sitzt wegen rascher Dekompensation seiner Muskulatur gehäuft in zu starker kyphotischer Stellung. Dies umso mehr, als unsere Schulkinder ohnehin einen erheblichen Teil ihrer Zeit bewegungsarm sitzen, daher rasch ermüden und eine kyphotische Ruhehaltung einnehmen. Sie hängen quasi in ihrem Bandapparat. Hier liegt die Bedeutung korrekter Schulmöbel – hier setzt auch die stündliche Gymnastikpause an.

Die kyphotische Ruhehaltung ist eine Extremhaltung, da der wenig elastische Bandapparat bei Versagen der Muskulatur erst in der Extremstellung der Segmente voll wirksam wird. Besteht diese Extremstellung langzeitig, so kann sie mit dem Wachstum des Bandapparates zunehmend fixiert werden. Die Bandscheiben machen einen wesentlichen Anteil der Wirbelsäulenhöhe und einer Verkrümmung aus. Aufgrund von Tierexperimenten (LARSON) verhält sich die Peripherie des Nucleus pulposus ähnlich einer Wachstumsfuge: bei mässiger Druckerhöhung verbreitert sich der Anulus fibrosus durch apositionelles Wachstum; stärkere Druckkräfte aber vermindern dieses Wachstum, und bei entsprechend langer und ausgeprägter Kyphosehaltung wird der Bandapparat ventral relativ zu kurz.

Zu der ligamentären Fixierung kommt der Einfluss der Belastungskräfte auf das Knochenwachstum nach dem Gesetz von HUETER und VOLKMANN: eine vermehrte kyphotische Haltung wird die Druckkräfte an den Wirbelkörpern ventral steigern und bis zu einem bestimmten Punkt hin das Wachstum stimulieren. Nimmt die Kyphose, d.h. der ventrale Druck, weiter zu, erfolgt eine Wachstumsbremsung und es entsteht ein Keilwirbel. Hierfür ist nicht nur das Ausmass an kyphotischer Haltung, sondern auch eine entsprechende Zeitdauer notwendig. Die Wirbelsäule wächst 24 Stunden pro Tag; ein Haltungsfehler wirkt aber, bevor er fixiert ist, nur während eines Teiles dieser Zeit.

Dies sind theoretische Überlegungen. Von Korsettkorrekturen her kennen wir die Formbarkeit der Wirbelsäule durch die Haltung, wissen aber auch, dass eine Haltung langzeitig bestehen muss, um formgebend zu wirken. Entscheidend ist wohl meist ein zusätzlicher Faktor, der die Fehlhaltung so langfristig bestehen lässt.

Es gibt Beispiele, wie aus einer zunächst kyphotischen Gewohnheitshaltung ein echter Formfehler entstehen kann: der Kurzsichtige und Blinde, der sich duckende Übergrosse, der Bindegewebsschwächling mit Hypermobilität der Gelenke und extrem gekrümmter Ruhehaltung, gelegentlich Mädchen mit übergrossen Mammae (siehe Abbildung 61). Dann auch der spastisch Gelähmte, bei dem die verstärkte Kyphose auf eine lumbale Hyperlordose wegen Flexionskontraktur der Hüfte aufgesetzt ist.

IV. Abnorme Kyphosen

Die Lordose der Hals- oder Lendenwirbelsäule und die Kyphose der Brustwirbelsäule werden dann abnorm, wenn sie einen gewissen Krümmungsgrad über- oder unterschreiten, wobei sich gleichzeitig der Krümmungsscheitel verlagern kann. Korrekterweise müsste von «Hyper-» oder «Hypo-» Kyphose, resp. Lordose die Rede sein. Dies wird der Einfachheit halber in der Praxis aber oft unterlassen und es sollte besser die resultierende Rückenform, z.B. Hohlrundrücken, genannt werden.

1. Pathophysiologische Mechanismen

Eine Störung im Gefüge der Wirbelsäule, die das Wachstum in der Sagittalebene beeinflusst, wirkt fast immer kyphosierend: liegt der Fehler ventral im Bereich der Wirbelkörper und Bandscheiben, also in der gewichttragenden Säule, so nimmt die Höhe hier vermindert zu, und es bildet sich die abnorme Kyphose. Sitzt die Störung dagegen in den führenden und fixierenden hinteren Wirbelelementen, so resultiert ein Stabilitätsverlust mit Nachgeben entsprechend der Schwerkraft, also wiederum eine Kyphose. Diese verstärkt im Bereich der Brustwirbelsäule die bereits vorhandene Kyphose; bei Befall der Lendenwirbelsäule wird die vorhandene Lordose zunehmend vermindert – relative Kyphosierung – und kann schliesslich in eine Kyphose übergehen.

Hierbei wirkt die Muskelkraft im Sinne eines Zirkulus vitiosus verschlimmernd (Abbildung 30). Die Ventrale Rumpfmuskulatur bildet unter Zwischenschaltung des Thorax einen durchgehenden Muskelzug zwischen Kopf und Symphyse. Sie kyphosiert – wie die Schwerkraft – und bei Zunahme der Krümmung verlängert sich der ohnehin grosse Hebelarm. Ausserdem stösst die Kraft der Interkostalmuskeln entlang der Rippen nach dorsal gegen deren Fixpunkte, die Brustwirbel, und wirkt umso stärker kyphosiernd, je weiter diese Wirbel durch eine Krümmung bereits exzentrisch

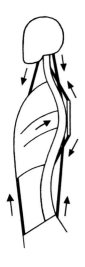

Abbildung 30. Muskelschema des Rumpfes in der Sagittalebene.

zum Brustkorb liegen. Demgegenüber bildet der sehr kräftige Erector trunci im lordotischen Hals- und Lendenbereich eine wirksame, aufrichtende Verspannung, während über der Brustkyphose wegen des kurzen Hebelarmes eine muskelschwache Zone besteht. Diese wird überbrückt durch den Hilfsstreckapparat, den beidseits das Schulterblatt als Sesambein mit seiner Muskulatur bildet. Bei Abnahme der Lordose oder Zunahme der Kyphose verlängern sich jeweils die ventralen und verkürzen sich die dorsalen Krafthebelarme und die Beugung überwiegt. Ausserdem lässt eine zunehmende Brustwirbelkyphose die Schulterblätter nach latero-ventral rutschen, womit der Wirkungsgrad dieses Hilfstrecksystems abnimmt und die Beugung umso mehr überwiegt.

Ein wesentliches Moment ist ausserdem die hydraulisch aufrichtende Kraft des Thorax- und Abdominalraumes, die bei Anspannen der Thorakal-, resp. Abdominalmuskulatur die Wirbelsäule wie ein aufgeblasener Ballon ventral unterstützt. Die Thorakalpresse wird jedoch nur bei speziellen Belastungen durch Luftanhalten eingesetzt und die Bauchpresse fehlt weitgehend in der häufigsten Körperposition, dem Sitzen mit entspanntem Bauch.

2. Rückenform bei abnormer Kyphose

Bei vermehrter Kyphosierung einer Rückenpartie werden die angrenzenden Wirbelsäulenabschnitte zur Bewahrung einer aufrechten Körperhaltung jeweils kompensatorisch, d.h. gegensinnig, gekrümmt. Abhängig von der Lokalisation der Schädigung entstehen unterschiedliche Rückenformen (Abbildung 31).

Hohlrundrücken

Ein Befall der Brustwirbelsäule verstärkt die Brustwirbelkyphose und bewirkt eine kompensatorische Hyperlordose der Hals- und Lendenwirbelsäule: es entsteht ein *Hohlrundrücken,* also ein Rücken mit allgemein verstärkten Krümmungen. Der Scheitel der Kyphose ist häufig vom normalen Ort, Th 6, nach kaudal, nämlich etwa Th 8 verlagert.

Rundrücken

Ein Befall des thorako-lumbalen Überganges verlängert die Brustwirbelkyphose nach distal, verkürzt die Lendenlordose, die sich infolgedessen nicht mehr ausreichend kompensatorisch verstärken kann, und es entsteht ein *Rundrücken*. Der Scheitel der Kyphose ist zum thorako-lumbalen Übergang verschoben.

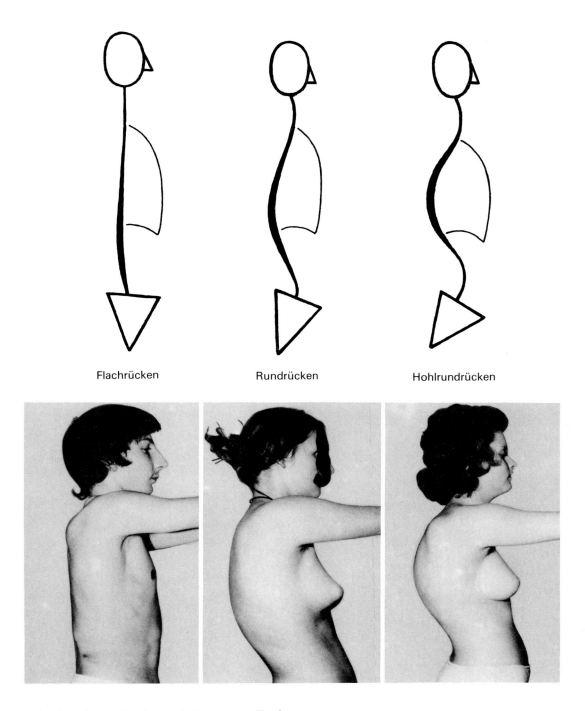

Abbildung 31. Rückenformen bei abnormer Kyphose.

Flachrücken

Bei Befall der Lendenwirbelsäule wird die physiologische Lordose verringert, eventuell aufgehoben und in eine Kyphose umgekehrt. Die Brustwirbelkyphose vermindert sich kompensatorisch und es entsteht ein *Flachrücken.*

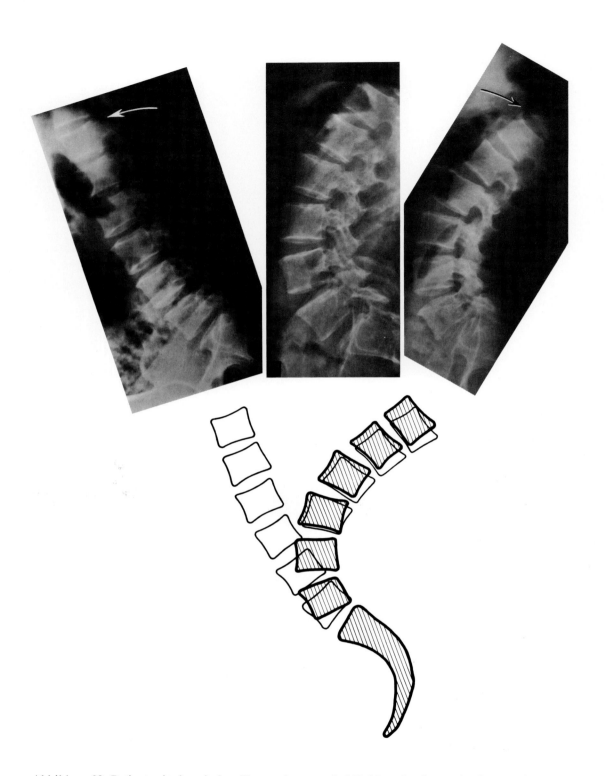

Abbildung 32. Patient mit chronischen Kreuzschmerzen bei Hohlrundrücken. Wie die Funktionsbilder der Lendenwirbelsäule zeigen, haben die Wirbelsegmente bei aufrechter Haltung schon weitgehend ihre extrem mögliche Reklinationsstellung. Die Belastungsgrenze wird daher rasch überschritten; Schmerzen sind die Folge.

3. Auswirkung der abnormen Kyphose

Alle drei Rückenformen sind von der Statik her vermindert leistungsfähig. Die auftretenden Belastungen wirken am wenig geschwungenen und somit kaum federnden Flachrücken eher als harte Stösse, am zu gekrümmten Rund- und Hohlrundrücken mit seinen stärker geneigten Segmenten vermehrt als Scherkräfte. Überfordert werden die ohnehin kritischen sehr beweglichen Übergangszonen, nämlich die untere Zervikal-Region, vor allem aber die stark belastete Lumbo-sakral-Region, während die primär veränderten kyphotischen Bezirke zumeist in der mittleren Rückengegend liegen und schon aufgrund ihrer Rigidität weniger strapaziert werden. So sind auch Schmerzen in der betroffenen Zone eher selten und – abgesehen von sehr schweren Deformierungen – vorübergehend. In den Wirbelgelenken der beweglichen Zonen pendelt der tägliche Bewegungsablauf nicht mehr um eine Mittelstellung herum. Wegen der zu geringen oder zu starken Krümmung haben diese Gelenke als Ausgangslage bereits eine Extremstellung und die Segmente werden entsprechend leicht überfordert (Abbildung 32).

Bei einer eigenen Untersuchung, nämlich der Gegenüberstellung von 200 Patienten mit chronischen Rückenschmerzen und 100 Rückengesunden, weisen 70% der Schmerzgruppe eine abnorme Kyphosierung auf, während umgekehrt in der gesunden Kontrollgruppe 70% eine normale Rückenform haben. Hohlrundrücken sind in der Schmerzgruppe 5mal so häufig als bei den Rückengesunden, Rundrücken sogar 10mal so häufig. Im Gegensatz hierzu kommen aber Flachrücken bei den Gesunden 2mal so zahlreich vor, als in der Schmerzgruppe. Über die Hälfte der Patienten, bei den Rundrücken sogar drei Viertel aller Fälle, hatten Schmerzen schon vor dem 20. Lebensjahr (Lehrlingsrücken).

4. Ursache der Kyphosen

Drei ätiologische Gruppen sind zu unterscheiden und werden – ohne Anspruch auf Vollständigkeit – vorgestellt: Angeborene Kyphosen, Kyphosen bei Systemerkrankungen und erworbene Kyphosen:

4.1 Angeborene Kyphosen

a) dorsaler Halbwirbel

Durch fehlerhafte Wirbelanlage kann, vor allem in der obersten Lendenwirbelsäule oder in der oberen Brustwirbelsäule, ein *dorsaler Halbwirbel* entstehen. Er bewirkt eine kurzbogige Kyphose. Die angrenzenden Wirbel weisen kompensatorisch ventral ein verstärktes Höhenwachstum auf (Abbildung 33, siehe auch Abbildung 58).

Angeborene Kyphosen bei Keil- oder Halbwirbeln sind stark progredient und können vor allem in der oberen Brustwirbelsäule zu einer Paraplegie führen (WINTER).

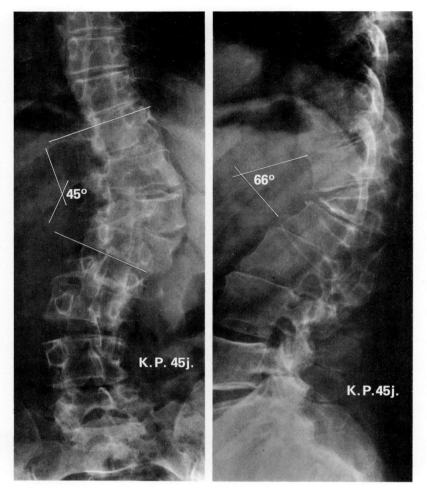

Abbildung 33. Thorako-lumbale Kyphoskoliose wegen dorsalem Halbwirbel bei Patientin mit chronischen Rückenschmerzen.

b) Blockwirbel

Bei mangelhafter embryonaler Segmentierung und Bildung von Bandscheiben verschmelzen zwei, eventuell mehrere Wirbel ventral mehr oder weniger. Derartige *Blockwirbel* kommen in der ganzen Wirbelsäule vor und erzeugen somit die verschiedensten Kyphosebilder (Abbildung 34). Differentialdiagnostisch weist der angeborene Blockwirbel ventral eine durchgehende gleichmässige konkave Wölbung auf, während bei einer erworbenen, z.B. frakturbedingten Synostose zwischen den Wirbeln ein sich deutlich vorwölbender Randwulst bestehen bleibt.

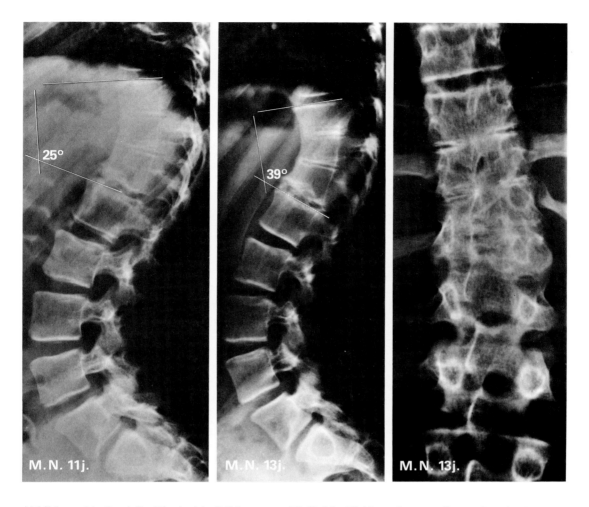

Abbildung 34. Partielle Blockwirbelbildung von Th 10 bis Th 12 und progrediente thorako-lumbale Kyphose. Vor allem die stärker verschmolzenen Wirbel Th 10/11 zeigen eine glatt durchlaufende konkave Vorderkontur. Im Segment Th 11/12 ist nur die Mittelpartie verschmolzen, sodass wegen der offenen Randpartien angedeutet eine Randleistenwölbung zustandekommt. Im Segment Th 12/L1 erhebliche Scheuermannsche Wachstumsstörungen.

c) *Meningomyelozele*

Die *Meningomyelozele,* also der fehlende Verschluss des Neuralrohres, kann zu jeder Rückendeformität – Kyphose, Lordose, Skoliose – führen. Zwei Ursachen bewirken die Verkrümmung: Skoliosen, Lordosen und ein Teil der Kyphosen sind lähmungsbedingt, bilden sich also erst im Wachstum aus und sind zunächst noch flexibel. Als Folge der Missbildung, nämlich dem Fehlen der hinteren Wirbelelemente in ganzer Breite, entstehen die angeborenen Kyphosen. Diese sind kurzbogig und rigid (Abbildung 35).

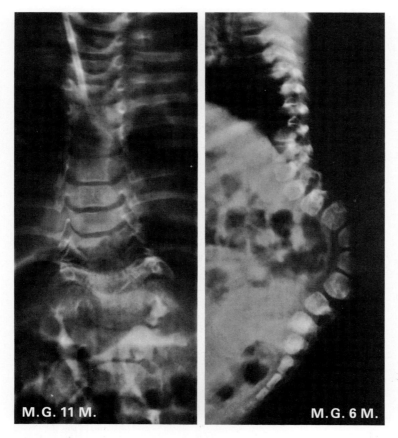

Abbildung 35. Angeborene lumbale Kyphose bei Meningomyelozele.

4.2 Kyphosen bei Systemerkrankungen

a) Chondrodystrophie

Bei der *Chondrodystrophie* sehen wir fast regelmässig eine Kyphosierung des thorakolumbalen Überganges mit Keilwirbelbildung (Abbildung 36). Die Vorderkante dieser Wirbel weist eine charakteristische Einziehung auf. Die Lendenwirbelsäule ist auffällig kurz und der lordotische lumbo-sakrale Knick sehr stark. Wegen dieser Statik, eventuell auch des watschelnden Ganges, haben sehr viele chondrodystrophe Zwerge Kreuzschmerzen. Der Rückenmarkkanal ist ausserdem sehr eng, so dass schon eine leichte zusätzliche Stenosierung, z.B. bei Diskusprotrusion, zu einer Rückenmarkkompression führt.

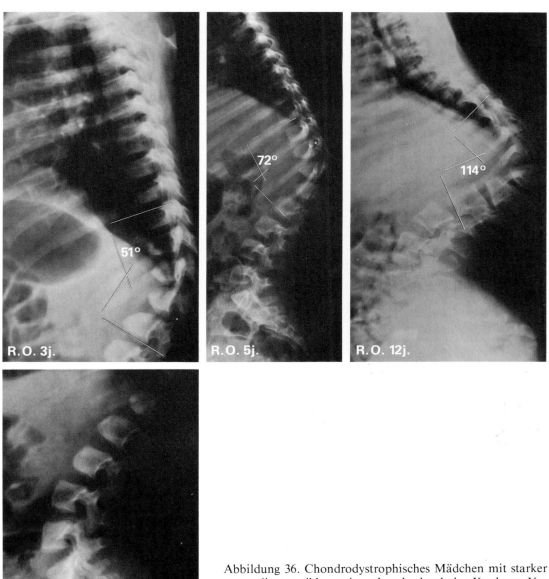

Abbildung 36. Chondrodystrophisches Mädchen mit starker progredienter gibbusartiger thorako-lumbaler Kyphose. Vor allem bei Th 11 ist die typische Einziehung der Wirbelvorderkante erkennbar. Ebenso wird der sehr enge Rückenmarkkanal deutlich.

b) *Osteogenesis imperfecta*

Bei der *Osteogenesis imperfecta* brechen die Wirbel unter Alltagsbelastungen ein. Röntgenologisch entsteht das Bild der bikonkaven Fischwirbel mit auffällig hohen Intervertebralspatien. Ausmass und Ausdehnung dieser Fischwirbel bestimmen das klinische Erscheinungsbild der Kyphose.

c) Hypothyreose

Unter den hormonellen Störungen verursacht die *Hypothyreose* als charakteristisches Frühsymptom gleichförmige Deformierungen des ersten und zweiten Lendenwirbelkörpers mit einer thorako-lumbalen Kyphose. Diese ist bei entsprechender hormoneller Behandlung voll reversibel.

d) Muskelerkrankungen

Bei der Gruppe der *progressiven Muskeldystrophie* und bei den *Myotonien* bildet sich wegen der mangelhaften muskulären Aufrichtekraft im Sitzen eine schlaffe Totalkyphose, im Stehen hält der Patient sein Gleichgewicht durch starkes Rücklehnen im Rumpf (Abbildung 37). Das Becken ist gekippt. Es entsteht eine Totallordose mit grösster Ausprägung im unteren Lendenbereich. Diese Lordose kann zerviko-thorakal in eine kurze Kyphose übergehen. Die Wirbelsäule versteift wenig.

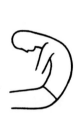 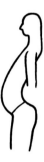

Abbildung 37. Haltung im Sitzen und Stehen bei Rumpfmuskellähmung.

4.3 Erworbene Kyphosen

a) Rachitis

Im Kleinkindalter kann durch *Rachitis* mit Knochenerweichung und Muskelschlaffheit eine verstärkte thorako-lumbale Kyphose (Sitzbuckel) auftreten. Diese Kyphose fixiert sich zunehmend, ist bei Behandlung und Abklingen der Rachitis aber reversibel.

b) Kindliche Leukämie

Kindliche Leukämien führen zu Wirbelkörperosteoporosen und es entstehen klinisch wie röntgenologisch ähnliche Bilder wie bei der Osteogenesis imperfecta. Die Kyphose sitzt zumeist thorako-lumbal.

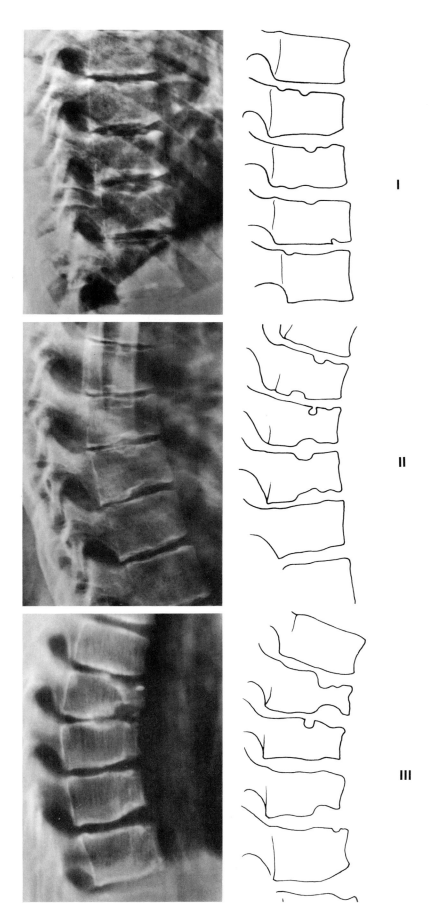

Abbildung 38. Merkmale und Schweregrade der Scheuermannschen Wachstumsstörung. Ein Scheuermann Grad I weist diskrete Keilformen an maximal drei Wirbelkörpern und nur leicht wellige Veränderungen der Abschlussplatten auf. Ein Scheuermann Grad II zeigt bis zu drei deutliche Keilwirbel und wellige Abschlussplatten mit Einbrüchen bis zu 5 mm. Ein Scheuermann Grad III verlangt drei und mehr sehr ausgeprägte Keilwirbel, verschmälerte Intervertebralspatien und grössere Schmorlsche Knocheneinbrüche.

c) Scheuermannsche Wachstumsstörung

Die *Scheuermannsche Wachstumsstörung* ist die weitaus häufigste Ursache der abnormen Kyphose, so auch bei meinen Korsettpatienten in 85% der Fälle. Sie manifestiert sich im pubertären Wachstumsschub, also etwa vom 11. Lebensjahr an. Die Störung betrifft in der Regel mehrere aneinandergrenzende Wirbelkörper und ist zumeist in der mittleren oder unteren Brust- aber auch in der oberen Lendenwirbelsäule lokalisiert.

Diagnose

Die Diagnose wird röntgenologisch an Hand folgender Kriterien gestellt (siehe Abbildung 38):

1. Unregelmässige Begrenzungen und Eindellungen der Wirbelkörperdeckplatten.
2. Sog. Schmorlsche Knötchen, d.h. kugelige Knochenaussparungen angrenzend an die Deckplatten, verursacht durch Verlagerung von Bandscheibengewebe in den Wirbelkörper. Diese Defekte können eine Knochenreaktion in Form einer Randsklerose aufweisen.
3. Keilförmige Deformität der betroffenen Wirbel mit Abschrägung der Deckplatten, vor allem im Bereich der vorderen zwei Drittel und mit Kyphosierung des entsprechenden Wirbelsäulenabschnittes.
4. Vergrösserung des sagittalen Durchmessers der betroffenen Wirbelkörper.
5. Leichte Verschmälerung der betreffenden Bandscheiben, resp. Intervertebralspatien.

Ausmass und Ausdehnung der beschriebenen Veränderungen machen den Schweregrad der Wachstumsstörung aus. Es lassen sich hier willkürlich Kategorien aufstellen (Abbildung 38).

Ursache

Diesen Röntgenbefunden liegen folgende pathologische Veränderungen zu Grunde: Der Knorpel der betroffenen Grund- und Deckplatten weist mehr oder weniger ausgedehnte Lücken des Kollagenfasersystems auf. In diesen Zonen wölbt sich die Deckplatte unter dem Druck der Bandscheibe oder bereits wegen verzögertem Wachstum gegen den Wirbelkörper vor, oder sie ist zerrissen und es dringt Bandscheibengewebe in den Wirbelkörper ein. Die Unterbrüche in den Deckplatten, der Wachstumszone, bremsen mit ihrem Narbengewebe das Wachstum und bewirken eine zunehmende Keilform des Wirbels. Die Verschmälerung der Bandscheibe ist teilweise Folge des Übertritts von Bandscheibengewebe in den Wirbelkörper; die Versteifung der Segmente wiederum Folge des Verlustes an Bandscheibengewebe, vor allem aber der reaktiven Vernarbung. Das Wachstum der Bandscheibe ist aber ebenfalls gestört. Das vermehrte Tiefenwachstum der Wirbelkörper stellt eine kompensatorische Wachstumsreaktion aufgrund der kyphosebedingten erhöhten Druckkräfte an den vorderen Wirbelkörperkanten dar.

Kompensatorisches Mehrwachstum

Bei starker Usur einer Deckplatte wächst der gegenseitige Wirbel kompensatorisch vermehrt gegen diese Eindellung vor. Eine solche Überhöhung des angrenzenden Wirbels lässt auf Lebenszeit die Entstehung eines Keilwirbels im Wachstumsalter von einer später – durch Fraktur – erworbenen Fehlform unterscheiden (Abbildung 39).

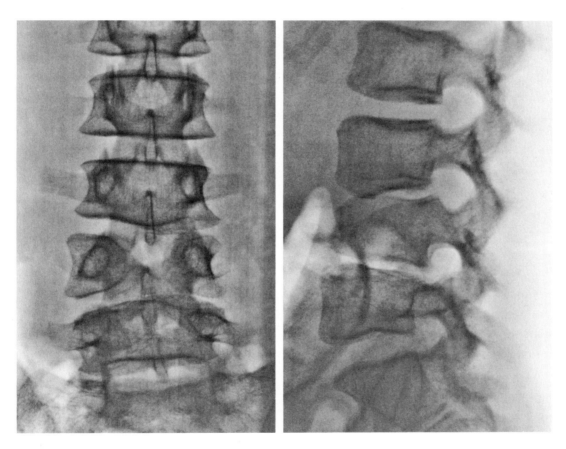

Abbildung 39. Defekt gebildeter Wirbelkörper L4 – hier ein kongenitaler Schmetterlingswirbel – mit kompensatorisch vermehrtem Höhenwachstum der angrenzenden Wirbel.

Randleistenhernie

Die erwähnten Bandscheibeneinbrüche in den Wirbelkörper können in Nähe der vorderen Randleisten zur vorderen Wirbelkörperfläche durchbrechen und als sog. Randleistenhernie auf dem Seitenbild einen Randleistenabbruch vortäuschen (Abbildung 40).

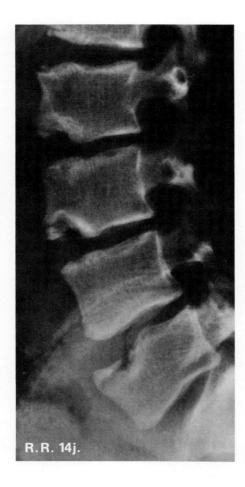

Abbildung 40. Randleistenhernie L3 und L5 bei Jüngling mit lumbalem Morbus Scheuermann.

Differentialdiagnostisch und zum Beweis, dass es sich nicht um einen echten Abbruch handelt, bleibt röntgenologisch die Lücke zwischen Randleiste und Wirbelkörper bestehen. Sie schliesst sich nicht, wie bei einer Fraktur, durch Annäherung der Wirbelkante an den Wirbelkörper, da ja der Knochen rechts und links der Hernie intakt ist.

Aus all diesen Erläuterungen geht hervor, dass ein zufällig und vereinzelt angetroffenes Schmorlsches Knötchen, erst recht die vereinzelte Unregelmässigkeit einer Deckplatte noch keine nennenswerte Wachstumsstörung darstellt, also auch keine schwere Kyphose verursachen kann. Schon aus psychologischen Gründen ist mit dem Begriff «Scheuermannsche Krankheit» viel grössere Zurückhaltung am Platze.

d) Iatrogene Kyphosen

Nach Laminektomien im Wachstumsalter bildet sich infolge verminderter dorsaler Fixierung der betroffenen Wirbelkörper eine zunehmende Kyphose aus (Abbildung 41). Jeder noch wachsende Patient mit Operation im Bereich der Wirbelsäule, die zu einer Stabilitätsverminderung führen kann – das sind alle Operationen ausser

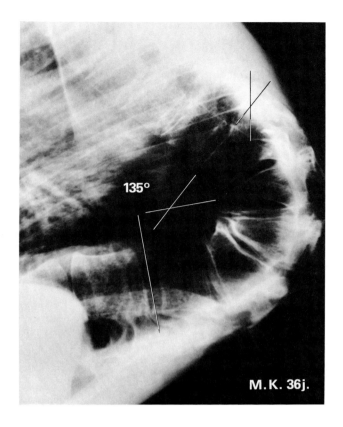

Abbildung 41. Taubstummer Patient, der wegen Paraparese zwölfjährig ausgiebig laminektomiert wurde. In der Folge bildete sich eine sehr hochgradige Kyphose mit hartnäckigen Schmerzen im Rücken und zwischen sich berührendem Rippenkorb und Beckenrand aus.

Spondylodesen – muss grundsätzlich überwacht werden, um eine entstehende Verkrümmung rechtzeitig zu erkennen und zu behandeln. Ist wegen Art oder Ausdehnung des Eingriffes die Kyphosegefahr besonders gross, so kann sie mit einer gleichzeitigen Spondylodese gebannt werden.

e) *Wirbelfrakturen*

Kindliche Wirbelfrakturen verursachen als leichte Kompressionsbrüche ohne Verletzung der Deckplatten – der Wachstumsfugen – wegen kompensatorischem Mehrwachstum auch benachbarter Wirbel häufig keine verstärkte oder progrediente Kyphose. Wurden jedoch die Wachstumsfugen mitverletzt oder ist die Wirbelkompression hochgradig, so bleibt eine gibbusartige Hyperkyphose zumindest bestehen oder nimmt sogar weiter zu (Abbildung 42). Instabile Brüche mit Verletzung der hinteren Band- und Knochenelemente verhalten sich gleich ungünstig wie ein laminektomierter Wirbelsäulenabschnitt.

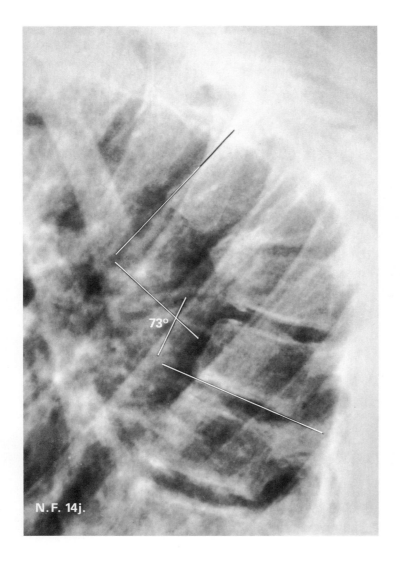

Abbildung 42. Jüngling mit Status nach Kompressionsfrakturen Th 7 und 8, die mit 12 Jahren entstanden und eine gibbusartige Kyphose bewirkten. Diese betrug zunächst 58° und nahm in den folgenden Jahren auf 73° zu. Der 7. Brustwirbel ist stark deformiert, seine Deckplatten wurden mitverletzt und wuchsen – soweit dies Wachstumslinien erkennen lassen – nur noch dorsal weiter. Dem gegenüber zeigen Nachbarwirbel – am deutlichsten Th 10 – ein kompensatorisch ventral vermehrtes Höhenwachstum.

f) Entzündungen, Tumoren

Bei *Entzündungen,* also unspezifischen oder tuberkulösen Spondylitiden und bei *Tumoren* ist in der Regel der Schmerz Früh- und Hauptsymptom, und die Kyphose eher ein späteres Merkmal. Typisch ist der Ruheschmerz, der auch nachts besteht und sich bei Belastungen zusätzlich verstärkt. Röntgenologisch wird die Bandscheibe bei der Entzündung früh mitbetroffen und verschmälert (Abbildung 43), beim Tumor bleibt sie gewöhnlich lange erhalten. Nach Tumoren ist nicht nur im Wirbelkörperbereich, sondern auch in den hinteren Wirbelelementen zu fahnden. Gerade hier sind sie schwierig, meist nur auf Schrägbildern oder Tomogrammen zu erkennen (Abbildung 44).

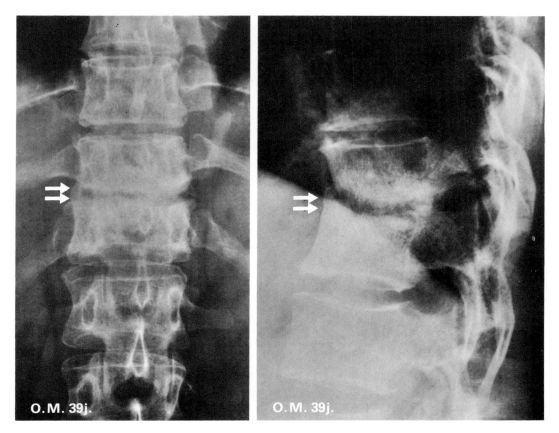

Abbildung 43. Patientin mit Spondylitis tuberkulosa Th 11/12. Vor allem die Bandscheibe und die unmittelbar angrenzenden Knochenregionen lösen sich auf und bewirken eine in diesem Fall erst geringe Kyphosierung. Als typisches Merkmal der spezifischen Entzündung fehlt lange Zeit eine reaktive Knochenwucherung.

g) Vertebra plana Calvé

Kurz erwähnt sei die seltene *vertebra plana Calvé*, die durch ein eosinophiles Granulom verursacht wird. Sie ist mit Schmerzen, leichtem Gibbus, röntgenologisch als zusammengesinterter Flachwirbel am ehesten im Kindergartenalter in der unteren Brustwirbelsäule zu finden. Sie soll sich über Jahre hinaus wieder zum normalen Wirbel auswachsen.

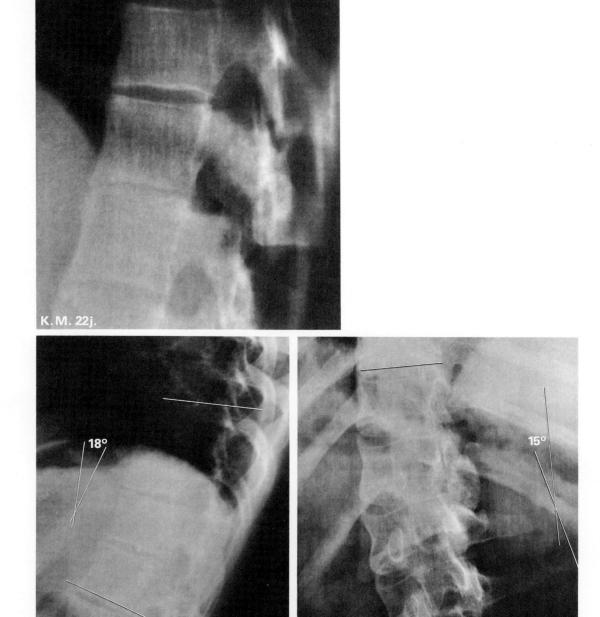

Abbildung 44. Schmerzhafte Kyphose und Skoliose thorako-lumbal bei benignem Osteoblastom der rechten Bogenwurzel Th 12. Genaue Lokalisation und Ausdehnung des Tumors wurden erst tomographisch deutlich.

5. Lordosen

5.1 Primäre Lordose

Eine Lordose kann primär entstehen bei einer Missbildung, nämlich einem ventralen Halbwirbel. Derartige Halbwirbel sind selten.

5.2 Sekundäre Lordose

Lordosen sind fast immer sekundär, nämlich Ausgleichskrümmungen einer gegensinnigen Deformität. Dies wurde als Kompensation einer Kyphose bereits beschrieben, ebenso als Ausgleich einer verstärkten Beckenkippung, deren Ursache in den Beinen liegt: Hüftbeugekontraktur, Flexionskontraktur des Kniegelenkes, Spitzfuss (Abbildung 45).

Bei der doppelseitigen Hüftluxation sind die Hüftköpfe nach hinten oben verlagert, der Schwerpunkt entsprechend nach vorne (Abbildungen 46 und 47). Die hierduch entstehende Beckenkippung kann wegen mangelnder Stabilität durch die Becken-Beinmuskulatur nicht kompensiert werden und die Lordose ist progredient.

Lähmungen mit Befall der Bauchmuskulatur, z.B. die progressive Muskeldystrophie, führen zu einer starken Beckenkippung mit entsprechendem Hohlkreuz. Durch Gewichtsverlagerung nach hinten versucht der muskelschwache Patient das Gleichgewicht zu halten, belanciert sich aus und hängt in Totallordose quasi am vorderen Wirbelsäulenlängsband (siehe Abbildung 37).

Behandlung dieser sekundären Lordosen heisst – soweit möglich – Behandlung der primären Deformität, z.B. der Kyphose oder der Flexionskontraktur.

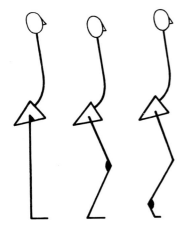
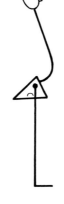

Abbildung 45. Verstärkte lumbale Lordose bedingt durch Beugekontraktur am Bein.

Abbildung 46. Verstärkte lumbale Lordose bei Hüftluxation.

Abb. 45   Abb. 46

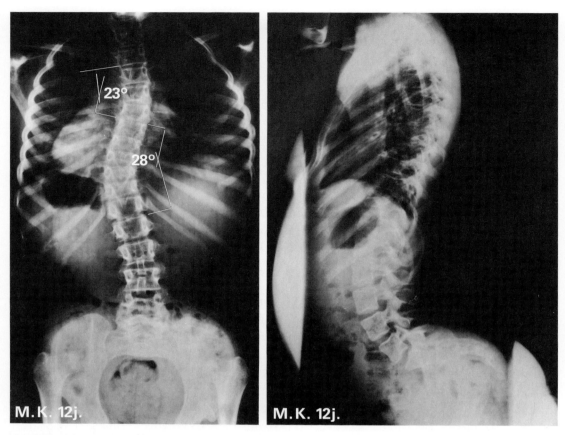

Abbildung 47. Doppelseitige Hüftluxation mit stark gekipptem Becken und Hyperlordose der Lendenwirbelsäule wegen verminderter Streckfähigkeit der Hüften. Unabhängig hiervon bildet sich eine behandlungsbedürftige Skoliose aus.

6. Kyphosebehandlung

Ziel der Behandlung ist die Verhütung einer lebenslänglichen Fehlform, also die Korrektur eines entstehenden Hohlrund-, Rund- oder Flachrückens. Eine sich bildende Hyperkyphose ist bis zum Wachstumsabschluss häufig progredient und nimmt bei hochgradigen Kurven eventuell auch später zu (Abbildung 48). Hochgradige Rundrücken und Hohlrundrücken sind kosmetisch entstellend (siehe Abbildung 61).

Vor allem aber können sie nach Wachstumsabschluss im Berufsleben hartnäckige Rückenbeschwerden bewirken. Im Wachstumsalter verursachen Kyphosen keine, allenfalls vorübergehende Schmerzen. Diese können also kaum Kriterium für die Notwendigkeit einer Behandlung sein.

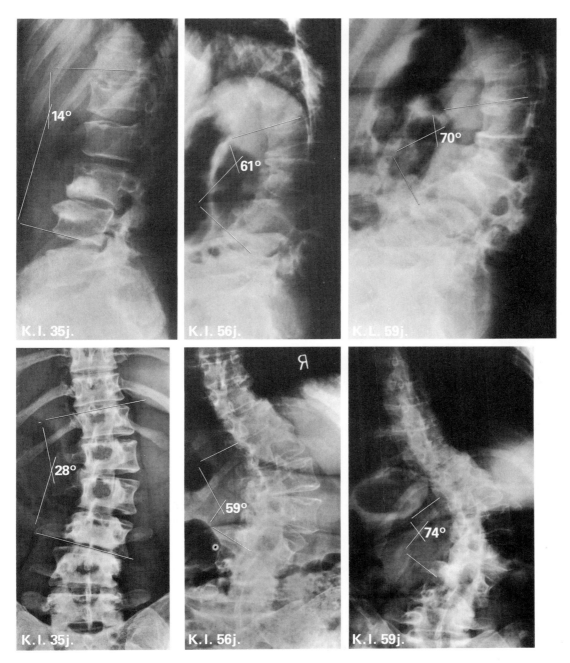

Abbildung 48. Lumbale Kyphoskoliose, die in der zweiten Lebenshälfte stark progredient und schmerzhaft wurde. Nach kranial ist sie um den 11. Brustwirbel verlängert.

6.1 Überwachung

Jeder Patient, bei dem sich ein Hohlrund-, Rund- oder Flachrücken auszubilden beginnt, muss regelmässig auf eine allfällige Progredienz hin kontrolliert werden. Vor dem pubertären Wachstumsschub genügen 8–12monatige Abstände, im Wachs-

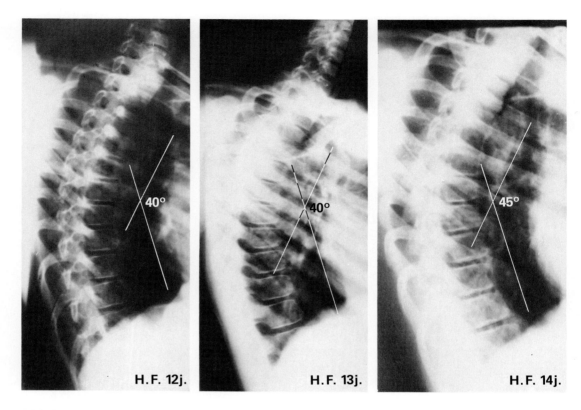

Abbildung 49. Jüngling mit Hohlrundrücken, der während drei Jahren täglich Rückengymnastik durchführte. Trotzdem verschlechterte sich die Rückenform erheblich und wurde anschliessend im Milwaukee-Korsett aufgerichtet und normalisiert.

tumsschub sind, speziell in Grenzsituationen, auch 6monatige Kontrollen notwendig. Röntgenaufnahmen werden relativ häufig, zumindest für jede Indikationsstellung, aber nicht unbedingt bei jeder Kontrolle notwendig.

6.2 Gymnastik

Gymnastik allein kann eine fixierte Kyphose nicht korrigieren. Wir sehen im Gegenteil Kurven, die sich trotz intensiver mehrjähriger Gymnastik verschlimmern (Abbildung 49). Gymnastik verbessert aber als Haltungs- und isometrisches Krafttraining die Haltung und hält als Bewegungstraining die Zunahme einer Rigidität auf. Die Indikation zur alleinigen Gymnastikbehandlung ist also dann gegeben, wenn ein starker Haltungsschaden oder eine abnorme Kyphose vorliegt, die keine – oder noch keine – Korsettbehandlung notwendig macht.

Gymnastik ist nur als intensives Training optimal wirksam. Das Turnprogramm sollte daher täglich zu hause durchgeführt werden mit regelmässiger physiotherapeutischer Anleitung und Kontrolle. Die Häufigkeit dieser Kontrollen variiert man entsprechend dem Einsatz des Patienten. Anfänglich sind in etwa einwöchigem Abstand mehrere Instruktionssitzungen nötig, dann genügen oft Kontrollen alle zwei bis drei

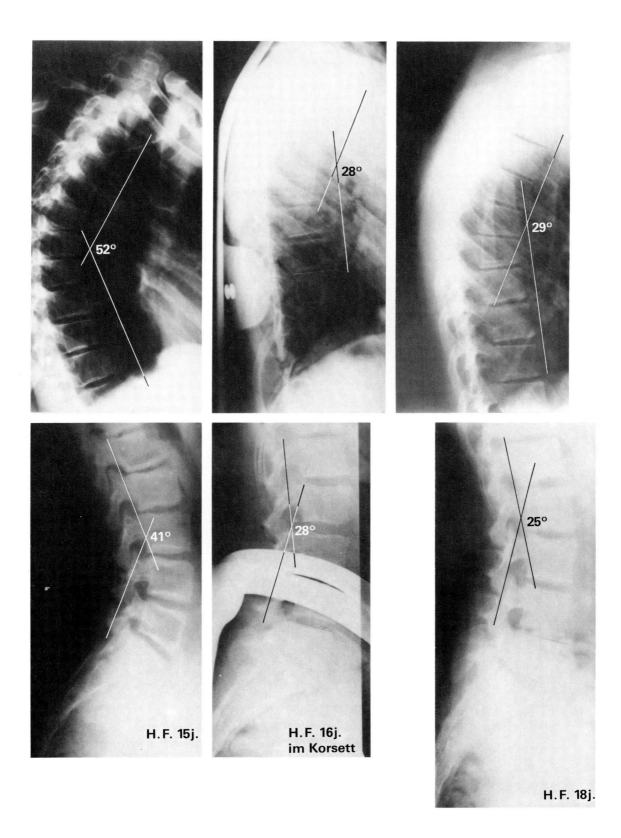

Monate. Soll es zuverlässig durchgeführt werden, wird das Turnprogramm höchstens 5 verschiedene und zwar möglichst einfache Übungen enthalten und darf nicht ohne Notwendigkeit geändert werden.

6.3 Indikation zur Korrekturbehandlung

Die *Indikation* für eine Korrekturbehandlung leitet sich vorwiegend aus dem Kurvengrad ab. Bei einer normal gekrümmten Wirbelsäule misst die Brustwirbelkyphose um 30°, die Lendenlordose bis zur Oberkante des Sakrums etwa 40°, und der thorakolumbale Übergang verläuft gestreckt. Ein Abweichen um 10° nach oben und unten liegt noch in der Streubreite der Norm. Betragen die Kyphosewerte bei einem Hohlrundrücken oder Rundrücken aber mehr als 50° und nehmen beim Flachrücken die Werte für Brustwirbelkyphose oder Lendenlordose unter 10° ab, so ist, vom Kurvengrad her, die Indikation zu einer Korrekturbehandlung gegeben. Für den Flachrücken ist aber vor allem eine Kyphosierung der Lendenwirbelsäule und deren Grösse massgebend.

Für oder gegen die Korrekturbehandlung entscheiden neben dem Kurvenmass die Wachstumsreserve, die Rigidität des betroffenen Wirbelsäulenabschnittes und ein Röntgenbefund mit Strukturveränderungen, speziell Keilform von Wirbelkörpern. Rigidität und ausgeprägte Röntgenveränderungen sprechen in Grenzsituationen für eine Korrekturbehandlung. Die Wachstumskorrektur im Korsett setzt ein Wirbelsäulenrestwachstum von wenigstens einem Jahr voraus. Eine solche Behandlung ist also nur ausnahmsweise noch im Risserstadium 4 angezeigt.

6.4 Korsettbehandlung

a) Wirkungsweise

Im Wachstumsalter bedeutet «Korrektur» einer Kyphose fast immer Korsettbehandlung. Hierbei wird die Verkrümmung durch das Korsett zunehmend aufgerichtet und dann über Monate korrigiert gehalten, so dass die Wirbelsäule vorn entlastet bleibt und in die normale Form hineinwächst, anstatt sich weiter zu verkrümmen. Zunächst klaffen bei der Aufrichtung die Intervertebralspatien ventral. Die Wirbel wachsen unter der Entlastung vorne stärker und füllen diese «Lücken» knöchern aus (Abbildung 50). Da die Wirbelsäule 24 Stunden täglich wächst, muss die Aufrichtung kontinuierlich erfolgen und das Korsett Tag und Nacht getragen werden.

Wirksam sind grundsätzlich zwei Korsettypen: das passive Korsett. z. B. Gips- Korsett, Lyoner-Korsett und das passiv-aktive Korsett, z. B. Milwaukee-Korsett, Bähler-Korsett.

b) Das passive Korsett

Das passive Korsett umschliesst den Körper breitflächig und eng, lässt ihm somit wenig Bewegungs- und Entwicklungsfreiheit. Nach jahrelangem Gebrauch kann der

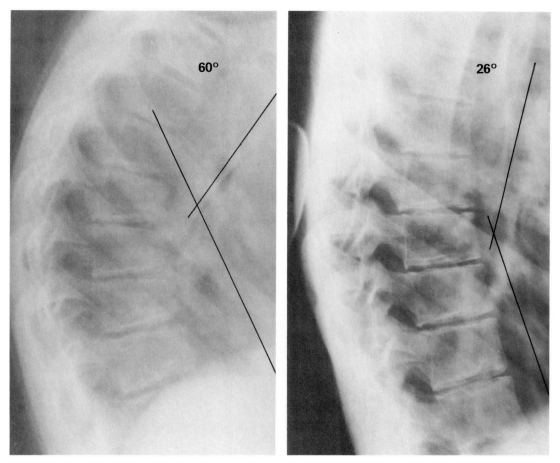

Abbildung 50. Brustwirbelsäule vor und nach Korsettbehandlung. Die verstärkte Kyphose wurde normalisiert. Die Wirbelkörper haben ventral vermehrt Knochen aufgebaut und ihre zu ausgeprägte Trapezform verloren.

Thorax auffällig schmal bleiben; die Wirbelsäule neigt zur Versteifung. Gipse sind schon vom Gewicht her lästig zu tragen und können auch zur täglichen Körperhygiene nicht ausgezogen werden.

c) Das passiv-aktive Korsett

Das passiv-aktive Korsett liegt dem Rumpf nur mit einzelnen Korrekturpelotten an, lässt ihm somit Entwicklungs- und Bewegungsfreiheit. Die Pelotten korrigieren zunächst passiv; der Patient hat darüber hinaus die Möglichkeit und – wegen des unnachgiebigen und relativ kleinflächigen Pelottendrucks – das Bestreben, sich von den Pelotten weg zusätzlich aktiv zu korrigieren. Diese aktive Korrektur wird gefördert durch Gymnastik und Ermahnung zu möglichst grosser, auch sportlicher Aktivität. So nehmen die Patienten im Korsett am gewöhnlichen Schulturnen teil, wegen des Unfallrisikos aber unter Dispensation von Geräteturnen und Sprungübungen. Das Korsett darf zudem täglich eine Stunde zum Waschen, Baden, Schwimmen ausgezogen werden. Obligat ist während der Korrekturbehandlung täglich ein Turnprogramm teils mit, teils ohne Korsett. Es hat drei Ziele: die Förderung der aktiven Korrektur, die Kräftigung der Muskulatur, die ansonsten durch das Korsett in ihrer Haltefunktion zu stark entlastet wird und die Verhinderung einer Versteifung im Korsett.

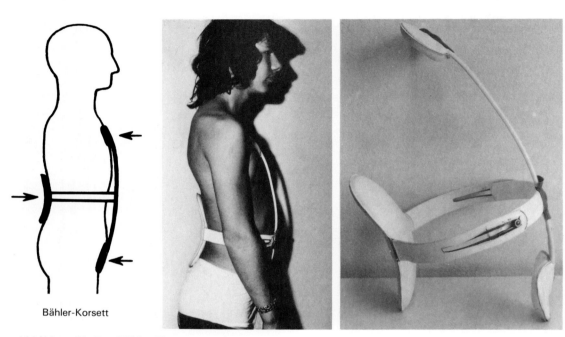

Abbildung 51. Das Bähler-Korsett

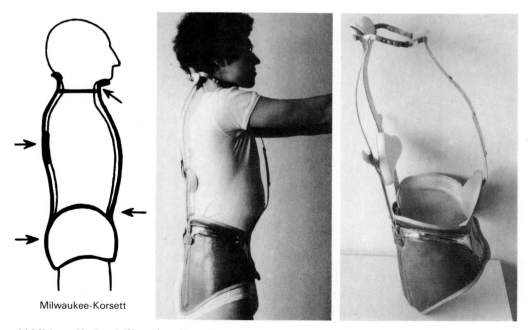

Abbildung 52. Das Milwaukee-Korsett

d) Korsettarten

Von mir werden folgende Korsettarten verwendet:

1. Das Bähler-Korsett (Abbildung 51)

Es ist ein einfach gestaltetes Dreipunktkorsett mit einem Metallgürtel, der eine hintere Lendenpelotte und einen Längsstab mit Sternum- und Symphysenpelotte trägt. Durch Engerstellen des Metallgürtels oder Nachbiegen des vorderen Stabes lässt sich die Korrekturwirkung verstärken. Dieses Korsett erhöht die Lendenlordose und vermindert, abhängig von der Rigidität der Brustwirbelsäule, gleichzeitig die Brustwirbelkyphose. Es findet daher Anwendung bei nicht zu ausgeprägten Rundrücken und Flachrücken.

2. Das Milwaukee-Korsett (Abbildung 52)

Es ist ein Vierpunktkorsett mit gleichzeitiger Extensionstendenz und besteht aus einem Beckenkorb, an dem ein vorderer und zwei hintere Längsstäbe befestigt und oben durch einen Kinn-Nackenring vereint sind. An den Längsstäben werden hinten knapp unter dem Kyphosescheitel Rückenpelotten angebracht, eventuell anfänglich für kurze Zeit zusätzlich vorne eine Sternumpelotte. Die Korrektur kann durch Verlängern und Verbiegen der Stäbe verstärkt werden. Dieses Korsett korrigiert – je nach Polsterlage – eine thorakale, thorako-lumbale und auch lumbale Kyphose sehr wirksam, vermindert die Lendenlordose erfahrungsgemäss jedoch nur wenig. Es wird angewandt bei Hohlrundrücken, vor allem aber hochgradigen Rundrücken und Flachrücken.

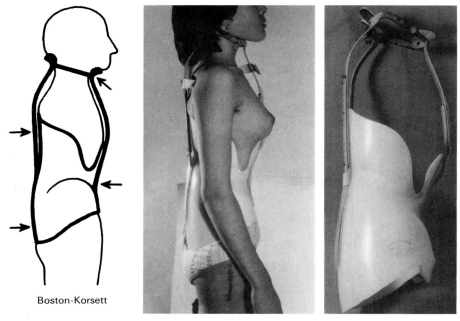

Abbildung 53. Das Boston-Korsett

4. Das Boston-Korsett (Abbildung 53)

In jüngster Zeit wurden verschiedene neue Korsettarten entwickelt, als bekanntestes das auch von mir verwendete Boston-Korsett. Ein Kunststoffteil für die untere Rumpfpartie – Becken-, Bauch-, Lendenregion – ist in verschiedenen Konfektionsgrössen vorfabriziert und wird dem einzelnen Patienten und seinem speziellen Bedarf angepasst. Darüber kann ein Milwaukee-Aufsatz mit Längsstäben und Kinn-Nackenring angebracht werden. Das Boston-Korsett zwängt die Lendenlordose in vermindert lordotische Haltung, korrigiert mit entsprechendem Milwaukee-Aufsatz die Brustwirbelkyphose und erweist sich als sehr wirksam zur Aufrichtung von Hohlrundrücken. Wegen seiner erst kürzeren Verwendung kann es noch nicht endgültig aufgrund abgeschlossener Behandlungsserien beurteilt werden.

Alle Patienten mit einem Kehlpolster, also diejenigen im Milwaukee- oder Boston-Korsett, standen wegen möglicher Zunahme eines vorhandenen Fehlbisses in kieferorthopädischer Kontrolle. Nach den Ergebnissen sind Bissverschlechterungen beim Kehlpolster aber nicht zu befürchten (RATSCHILLER).

e) Zeitablauf der Korsettbehandlung

Die Korsettbehandlung lässt sich zeitlich in drei Abschnitte gliedern:
1. Die Periode der zunehmenden Kyphosekorrektur mit häufigem Nachstellen des Korsetts.
2. Die Zeit während der die Wirbelsäule im Korsett möglichst etwas überkorrigiert gehalten wird, bis die Korrektur unter dem Wachstumseinfluss stabil erscheint. Eine leichte Überkorrektur muss angestrebt werden, da mit dem Abbau der Behandlung Korrekturverluste von durchschnittlich etwa 6° auftreten.
3. Die Phase des Korsettabbaus. Der Zeitpunkt hierfür ist gekommen, wenn röntgenologisch die Intervertebralspatien ventral nicht mehr – wie ja zunächst infolge der Korrektur – klaffen, und wenn zwischen Korrektur mit und ohne Korsett röntgenologisch keine grössere Differenz mehr besteht; auf jeden Fall aber bei Abschluss des Wirbelsäulenwachstums, also bei Verschmelzung der Randleisten mit den Wirbelkörpern.

Der Abbau der Korsettbehandlung erfolgt langsam, um eine relative Überlastung des korsettgewohnten Rückens und grössere Korrekturverluste zu vermeiden. Gewöhnlich wird das Korsett in zweiwöchigen Abständen jeweils eine Stunde täglich mehr weggelassen und somit nach etwa 6 Monaten nur noch nachts getragen; und dies noch während etwa 3 Monaten.

Die Zeitdauer, die das Korsett bis zur Erzielung einer stabilen Korrektur getragen werden muss, beträgt nach meiner Erfahrung im Durchschnitt etwa 1½ Jahre, unter Hinzurechnung der Abgewöhnungszeit gut 2 Jahre.

Der nächtliche Gebrauch eines Korsettes stört die Patienten nach Angewöhnungszeit von wenigen Tagen kaum. Das Tragen eines Korsettes tagsüber bleibt belastend, wenn auch meistens weniger als zunächst angenommen wird. Immerhin setzt die Durchführung einer Korsett-Therapie viel Mitarbeit, einen erheblichen Einsatz und

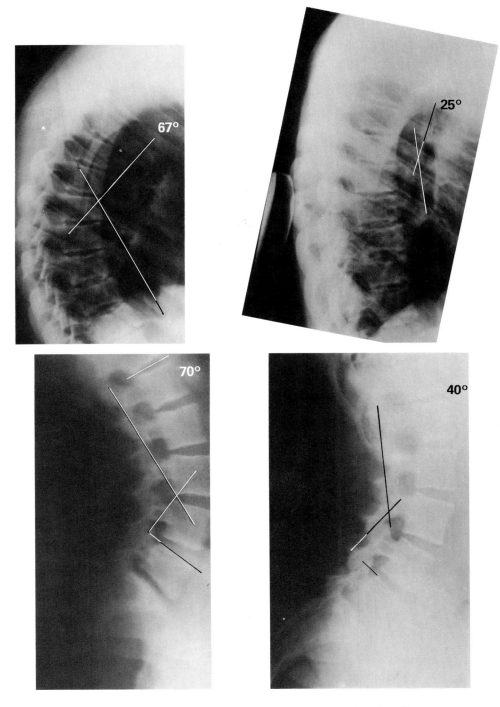

Abbildung 54. Hohlrundrücken vor und nach Behandlung im Milwaukee-Korsett.

damit auch vom Patienten und den Angehörigen Verständnis und Überzeugung für die Notwendigkeit der Behandlung voraus. Dies gilt es bei der Indikationsstellung zu berücksichtigen.

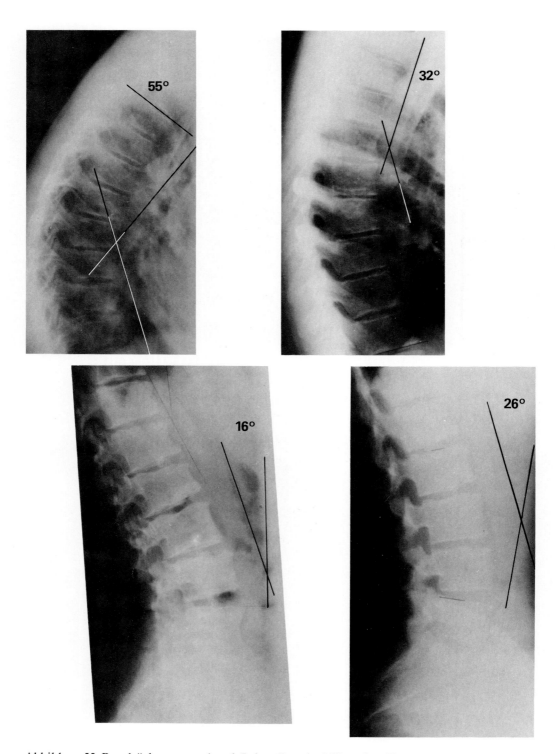

Abbildung 55. Rundrücken vor und nach Behandlung im Milwaukee-Korsett.

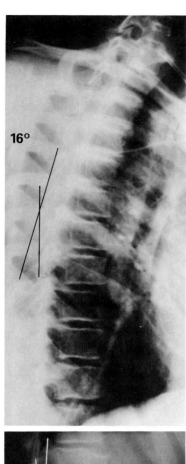
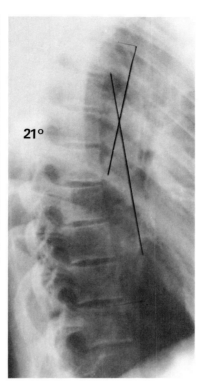
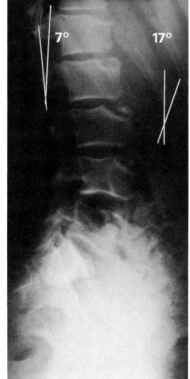
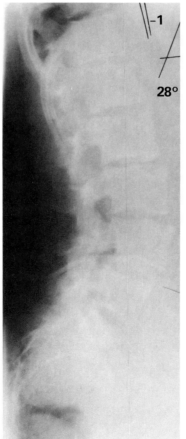

Abbildung 56. Flachrücken, der im Bähler-Korsett normalisiert wurde. Es hat sich dabei eine Spondylolisthesis L4/5 ausgebildet.

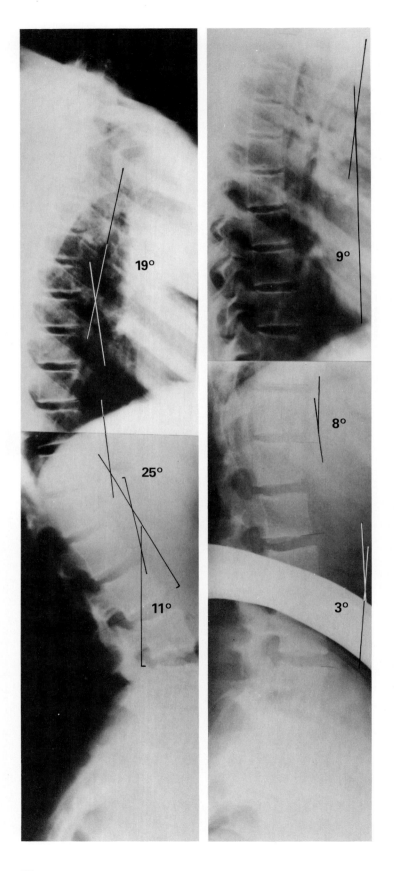

Abbildung 57. Flachrücken der im Milwaukee-Korsett gebessert, aber nicht in einen normalen Rücken überführt werden konnte.

f) Möglichkeiten und Grenzen der Korsettbehandlung

Unter der Aufrichtung bauen die Wirbelkörper ventral vermehrt Knochen an (siehe Abbildung 50). Je stärker allerdings beim Morbus Scheuermann die Deckplatten geschädigt sind, umso weniger ist ein solcher Knochenaufbau möglich. Bei stark usurierten Wirbelkörpern erfolgt die Wachstumskorrektur auch weniger hier, als vielmehr kompensatorisch im Bereich der angrenzenden Wirbelkörper. Einzelne Fälle erlangen noch ein gutes Resultat bei nur geringer knöcherner Wachstumsreserve. Dies spricht dafür, dass die Weichteile, Bandscheiben, Bänder, als ebenfalls formbestimmende Elemente der Wirbelsäule, länger wachsen, oder jedenfalls formbarer sind als die Wirbelkörper.

Bei den Korrekturen muss unterschieden werden zwischen der Verbesserung einer Fehlform und der Überführung in eine normale Rückenform. Einfach sind die Verhältnisse beim Hohlrundrücken: mit der Verbesserung der bestehenden Form ist auch weitgehend ein normaler Rücken geschaffen (Abbildung 54). Beim Rundrücken muss hierfür der untere Teil der vorhandenen Kurve in eine Gegenkrümmung übergeführt werden. Dies ist nicht immer, aber doch mehrheitlich möglich (Abbildung 55). Beim Flachrücken dagegen kann die Fehlform meistens nur verbessert, d.h. eine Kyphose der oberen Lendenwirbelsäule vermindert, allenfalls eine Lendenlordose hergestellt werden (Abbildungen 56 und 57). Zunächst erwies es sich als schwieriger, eine gerade Wirbelsäule zu verkrümmen denn eine Verkrümmung zu begradigen. Vor allem aber fehlt vom Korsett her ein wirksamer Angriffspunkt, um die Brustwirbelkyphose herzustellen. Je tiefer man eine Sternumpelotte anbringt, um so schlechter wird sie toleriert. Ausserdem flacht sie mit der Zeit den Thorax ab.

6.5 Operative Kyphosebehandlung

Im Erwachsenenalter kann nur eine Korrekturspondylodese die Rückenform verändern. Im Wachstumsalter ist die Korsettbehandlung möglich. Im Vergleich zu ihr wird mit der Operation zwar die Behandlungszeit verkürzt, Risiko, medizinischer Aufwand und Kosten sind aber grösser. Bei langbogigen Kyphosen sind die Resultate der Korsettbehandlung gut. Bei gibbusartig kurzer und rigider Verkrümmung ist jedoch konservativ als Korrektur bestenfalls eine Verstärkung der angrenzenden kompensatorischen Lordosen möglich, operativ aber eine Verminderung des Gibbus selbst (Abbildung 58).

Ventraler-dorsaler Zugang

Operativ kann eine Kyphose von ventral durch Resektion, Aufspreizen und Verblocken eines oder mehrerer Segmente korrigiert werden (Abbildung 59). Bei entsprechender Beweglichkeit ist auch mit einer dorsalen Spondylodese durch Aufbiegen der Wirbelsäule und Zusammenziehen der dorsalen Wirbelemente nach Ausmeisselung der Gelenke eine Kyphosekorrektur möglich. Hierbei werden in der Regel Harrington-Implantate eingesetzt (Abbildungen 60 und 61).

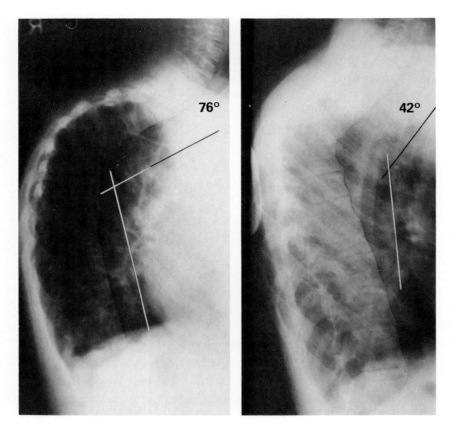

Abbildung 58. Rücken bei dorsalem Halbwirbel Th 4 vor und nach Korsettkorrektur. Der Gibbus selbst blieb unbeeinflusst, als Korrektureffekt wurde die Wirbelsäule darüber und darunter lordosiert und damit aufgerichtet.

Zur Kyphosekorrektur ist aber in erster Linie ein ventraler Eingriff angezeigt:

Der vordere Zugang hat gegenüber dem hinteren gerade bei Kyphosen den Vorteil, dass die Spanmasse in die Druckzone, statt, wie dorsal, unter Zugbelastung kommt. Bei starker Kyhose werden ventral massive Späne als Abstützpfeiler eingesetzt.

Im Jugendalter kommen fast nur rigide Kyphosen zur Operation und der ventrale Zugang mit Resektion der Bandscheiben ist schon zur Mobilisierung notwendig.

Bei stärkerer und knickartiger Kyphose führt die Aufrichtung zu einer Streckung des Rückenmarks über dem Kyphosescheitel und kann eine Lähmung bewirken. Hier ist ein ventrales Vorgehen nötig, um vor der Korrektur den gegen das Rückenmark vorspringenden Knochensporn abzutragen. Dies ist auch die Behandlung einer spontan sich ausbildenden kyphosebedingten Paraparese (kongenitale Kyphose, Neurofibromatose) bei der eine Laminektomie keine Entlastung bringt, aber durch den zusätzlichen Stabilitätsverlust die Situation noch verschlimmert.

Der dorsale Eingriff mit Einbau verspannender Harrington-Implantate und ausge-

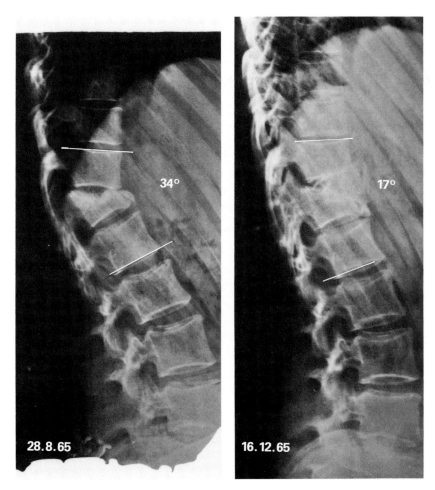

Abbildung 59. Schmerzhafter Gibbus bei Status nach Fraktur Th 12. Durch ventrale Spondylodese mit Aufspreizen und Verblocken des Segmentes Th 11/12 wurde die Kyphose von 34° auf 17° korrigiert und der Schmerz beseitigt.

dehnter Spondylodese ist nach ventraler Aufrichtung und eventuell zwischenzeitlicher Extension sehr oft bei stärkeren Kyphosen als Zweiteingriff indiziert. Es wird die Stabilität, eventuell auch die Korrektur verbessert und die Komplikationsrate kann so gesenkt werden (HALL).

Anschliessend ist immer eine Korsettfixation für etwa 9 Monate notwendig.

Operationsindikation

Kongenitale Kyphose

Die Operation ist indiziert bei kongenitalen Kyphosen. Man führt möglichst eine frühe hintere Spondylodese durch, so lange die Krümmung noch gering ist. Hiermit wird das Wachstum in der betroffenen Region blockiert und eine Zunahme des Gib-

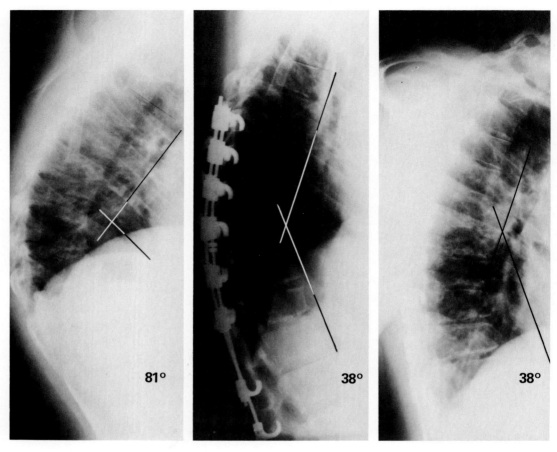

Abbildung 60. Schmerzhafte Hyperkyphose der Brustwirbelsäule vor, ein Jahr und drei Jahre nach dorsaler Korrekturspondylodese unter Einbau von Harrington-Spannern.

bus verhindert. Wurde dieser Zeitpunkt verpasst, so ist eine vordere Aufrichtungsspondylodese angezeigt, häufig zweizeitig kombiniert mit einer hinteren Harrington-Spondylodese.

Meningomyelozele

Zur Korrektur der kongenitalen Kyphose einer Meningomyelozele sind häufig zwei Eingriffe nötig. Bei einem dorsalen Zugang sollte die Narbenregion wegen schlechter Heilungstendenz und Infektneigung vermieden werden. Dagegen kann man bei vollständiger Lähmung und guten Narbenverhältnissen direkt durch den funktionslosen

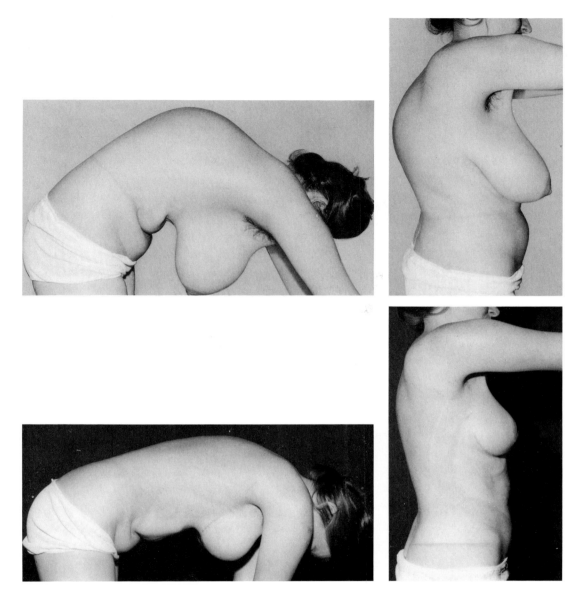

Abbildung 61. Patientin der Abbildung 60 vor und nach Korrektur ihrer verstärkten Brustwirbelkyphose und Reduktionsplastik der Mammae.

Spinalraum auf die Wirbelkörper eingehen. Die Aufrichtung der Kyphose bedingt aus räumlichen Gründen häufig eine Resektion der Scheitelwirbel. Die Korrektur erfolgt dann unter Vereinigung und Verspanung der angrenzenden Wirbel.

Lähmungen

Bei Kyphosen oder Lordosen wegen Lähmungskrankheit mit günstiger Lebenserwartung stabilisiert eine ausgedehnte hintere Spondylodese die Wirbelsäule definitiv. Prognostisch ungünstige Lähmungen werden im Korsett abgestützt.

Tumoren, Infekte

Bei Entzündungen oder Tumoren mit Kyphose drängt sich die Operation meist schon zur Resektion des Krankheitsherdes auf und wird dann immer mit einer Korrekturspondylodese kombiniert.

Frakturen

Ein frakturbedingter stärkerer Gibbus wird auch im Jugendalter mit Vorteil unter grösstmöglicher Korrektur von ventral verspant. Ebenso stabilisiert man instabile Frakturen mit Querschnittsläsionen zunehmend operativ.

Chronische Rückenschmerzen

Sind nach Wachstumsabschluss chronische Rückenschmerzen bei starker Kyphose konservativ (langzeitiges Rückentraining, Arbeitsplatzgestaltung) nicht zu beheben, so kann die Operationsindikation gestellt werden. Lange, gleichmässige und bewegliche Kyphosen kommen eher für ein dorsales (Abbildung 60), kurze, gibbusartige Krümmungen für ein ventrales Vorgehen (Abbildung 59) in Frage. Öfters sind aber auch hier zur besseren Mobilisation und Abstützung beide Operationen in kurzem Zeitintervall angebracht.

V. Spondylolisthesis

Die Spondylolisthesis bewirkt, zumindest in ausgeprägter Form, eine Kyphosierung des lumbo-sakralen Überganges. Das Wirbelgleiten ist Folge der Spondylolyse, d. h. eines ein- oder doppelseitigen knorpelig-bindegewebigen Unterbruchs des Wirbelbogens zwischen oberem und unterem Gelenkfortsatz. Dies betrifft meistens den 5., gelegentlich den 4. Lendenwirbel. Der Wirbelkörper ist durch die Lockerung im Gefüge weniger straff mit seiner Unterlage verbunden und kann im Verlaufe des Wachstums zunehmend nach ventral gleiten und kippen.

Eine Sonderform ist die sog. Pseudospondylolisthesis, bei der es auch ohne Spondylolyse durch dysplastisch flache Gelenkfortsätze oder Verlängerung der Bogenwurzeln zu einem Wirbelgleiten kommen kann (Abbildungen 62, 63 und 64).

Die Diagnose einer Spondylolisthesis oder Pseudospondylolisthesis wird anhand von Röntgen-Schrägaufnahmen der Region gestellt (Abbildung 65). Das Ausmass der Wirbelverschiebung wird nach MEYERDING in vier Grade eingeteilt, je nach dem bis zu welchem Viertel der Sakrumdeckplatte die Hinterkante des 5. Lendenwirbels geglitten ist (Abbildung 66).

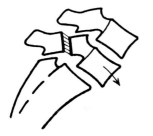
Spondylolisthesis

Pseudospondylolisthesis

Abbildung 62. Spondylolisthesis und Pseudospondylolisthesis.

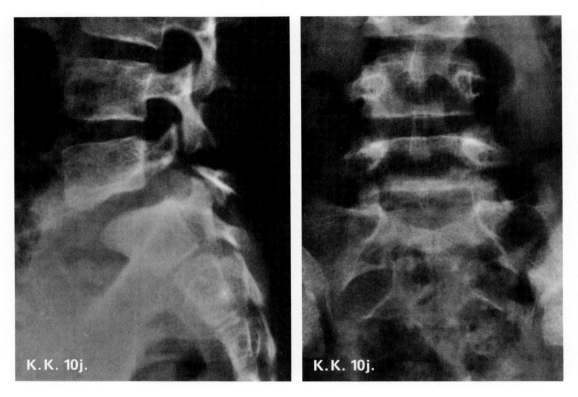

Abbildung 63. Spondylolisthesis L5/S1 Grad II. Deutlicher Unterbruch der Interartikulärregion.

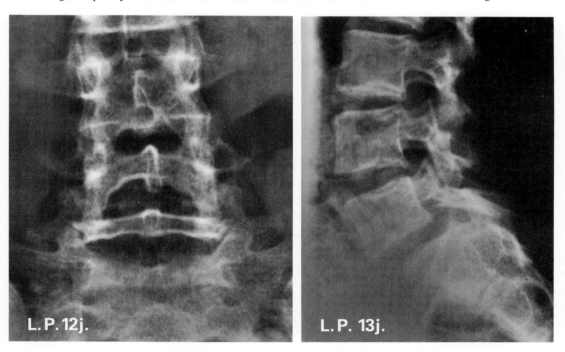

Abbildung 64. Pseudospondylolisthesis L5/S1 mit elongiertem und horizontalem unteren Gelenkfortsatz.

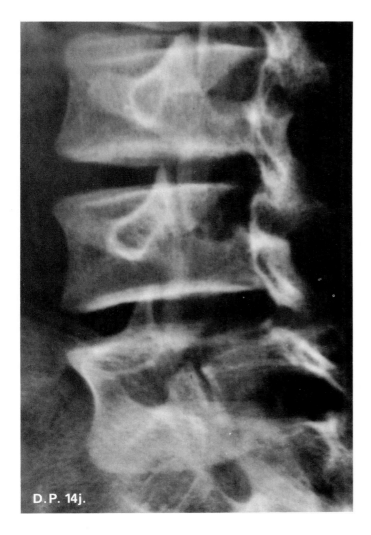

Abbildung 65. Schrägaufnahme zum Nachweis einer Spondylolyse L5/S1. Die hinteren Wirbelelemente stellen sich als Hund mit Schnauze (Querfortsatz), Ohr (oberer Gelenkfortsatz), Vorderbein (unterer Gelenkfortsatz) und Rumpf mit Hinterbeinen (Bogen und kontralaterale Gelenkforsätze) dar; die Spondylolyse als Halsband, d.h. Unterbruch im Hals zwischen Ohr und Vorderbein.

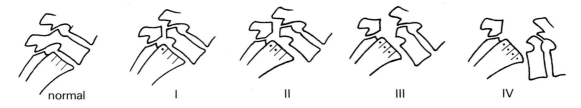

Abbildung 66. Gleitstadien der Spondylolisthesis nach Meyerding.

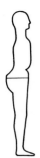
Abbildung 67. Statisch kompensierte Spondylolisthesis.

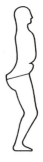
Abbildung 68. Statisch dekompensierte Spondylolisthesis.

1. Erscheinungsbild

Der kyphotische Knick entsteht durch Ventralkippen des Gleitwirbels. Kompensatorisch und zur besseren Unterstützung wird das Sakrum steilgestellt, d.h. das Becken aufgerichtet; kompensatorisch verstärkt sich auch die Lendenlordose (Abbildung 67). Bei der Untersuchung ist wegen der Verschiebung lumbo-sakral eine Stufe in der Dornfortsatzreihe palpabel oder auch sichtbar. Ein stärkeres Gleiten lässt die Lendenwirbelsäule optisch verkürzt erscheinen und bewirkt durch Annäherung von Brustwand und aufgekipptem Becken eine auffällige Querfalte im Bauch. Die Kyphose kann so hochgradig sein, dass ein Aufrechtstehen wegen der notwendig starken Beckenaufrichtung nur noch mit flektierten Knien möglich ist (Abbildung 68).

2. Behandlung, Indikationen

Jede Spondylolisthesis im Wachstumsalter soll wegen der möglichen Progredienz röntgenologisch überwacht werden. Prognostisch ungünstig ist eine stärker abgerundete vordere Sakrumkante, da sie den 5. Lendenwirbel ungenügend abstützt. (Abbildungen 69 und 70). Bei Zunahme des Gleitens besteht die Möglichkeit, dieses im Korsett aufzuhalten, doch ziehe ich die Spondylodese vor. Die operative Behandlung ist kürzer und verhütet auch später das Auftreten von Schmerzen. Bei einem Meyerding Stadium 3 und 4 ist die Spondylodese auch ohne weitere Verlaufskontrollen angezeigt, da das Gleiten im Wachstumsalter fast sicher fortschreitet und früher oder später Beschwerden auftreten.

Spondylolisthesen können ein Leben lang klinisch stumm sein, aber auch hartnäckige Belastungsschmerzen verursachen. Treten bereits im Wachstumsalter langanhaltend oder in wiederholten Schüben Kreuzschmerzen auf, so muss auch im späteren Leben hiermit gerechnet werden und eine frühe Versteifung ist sinnvoll.

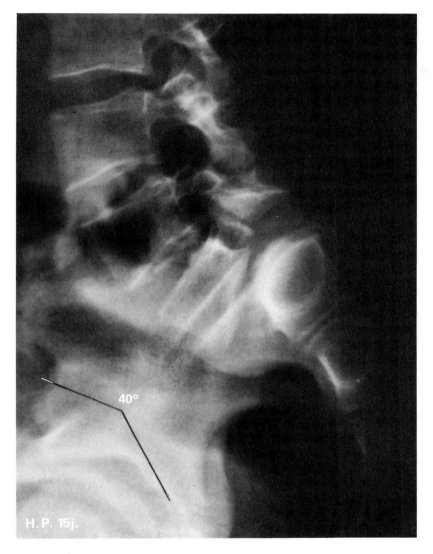

Abbildung 69. Spondylolisthesis L5/S1 GradIII mit abfallender und gerundeter Sakrumvorderkante. Dies gilt als prognostisch ungünstiges Zeichen im Hinblick auf ein Fortschreiten des Gleitens. Das kompensatorische Mehrwachstum erfolgte ausschliesslich an der vorderen Unterfläche von L5. Dieser Wirbel ist stark gekippt und bildet an Stelle eines lordotischen Promontoriums mit dem Sakrum einen erheblichen Kyphosewinkel. Der Patient konnte nur mit flektierten Knien aufrecht stehen.

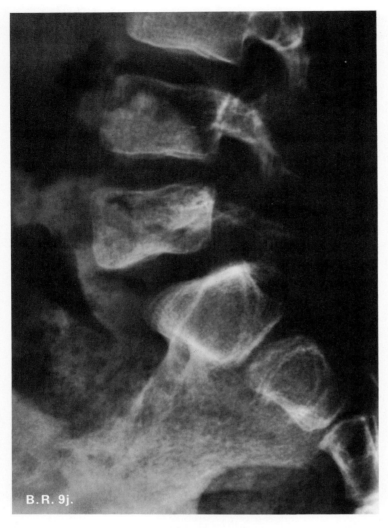

Abbildung 70. Spondylolisthesis L5/S1 GradI mit in bezug auf ein Fortschreiten des Gleitens günstiger Prognose. Die Vorderkante des Sakrums ist sehr gut ausgebildet, ja kompensatorisch überhöht, der lordotische Promontoriumwinkel blieb erhalten.

3. Möglichkeiten der Spondylodese

Bei der Planung einer Spondylodese soll Klarheit herrschen über das Behandlungsziel: die alleinige Versteifung des betroffenen Segmentes schaltet Bewegungen aus und damit Schmerzen, zumeist auch ein weiteres Gleiten. Eine stärkere Wirbelkippung verlangt zudem die Aufrichtung der lumbo-sakralen Kyphose. Zur Wiederherstellung einer normalen Statik muss – ähnlich wie beim Achsenfehler der Extremitäten – vor allem die Verbiegung, d.h. die lumbo-sakrale Kyphose beseitigt werden, dann korrigieren sich Lendenlordose und Beckenkippung. Die eigentliche Reposition der O-listhesis, d.h. der «Dislocatio ad latum», ändert an der Statik wenig. Eine solche Reposition ist jedoch dann angezeigt, wenn der Duralsack über der hinteren Sakrumkante abgeknickt wird und – selten – deshalb neurologische Symptome auftreten (Abbildung 71).

Diese Behandlungsziele – Versteifung, Aufrichtung, Reposition – sind sowohl vom ventralen wie auch dorsalen Zugang her erreichbar, jedoch mit ungleich grossem Aufwand.

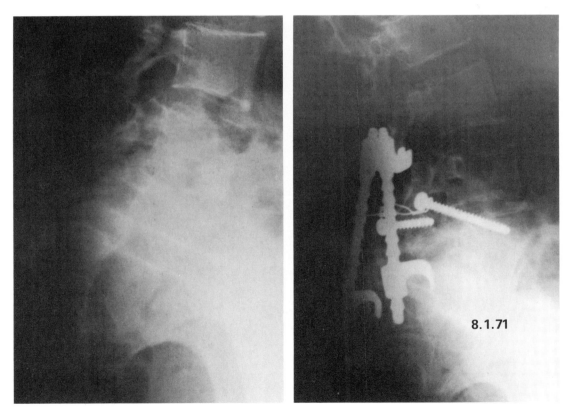

Abbildung 71. Spondylolisthesis L5/S1 Grad IV vor und nach Korrekturspondylodese L4 bis S1. Dorsale Revision, Reposition und Spondylodese wurden notwendig wegen starken Schmerzen und zunehmenden neurologischen Ausfällen.

4. Dorso-laterale Spondylodese

Die reine Versteifung ist am einfachsten und zuverlässigsten mit einer dorso-lateralen Spondylodese zu erzielen, die sich beidseits vom Dornfortsatz bis zum Querfortsatz, resp. der Massa lateralis erstreckt und ohne eigentlichen Mehraufwand das Segment L4/5 miterfassen kann (Abbildung 72). Die Versteifung auch dieses Segmentes ist häufig erwünscht, da Beschwerden oft oberhalb der Spondylolisthesis ihren Ursprung haben. Die Spanmasse liegt nahe beim Bewegungszentrum, der Gleitwirbel wird vor

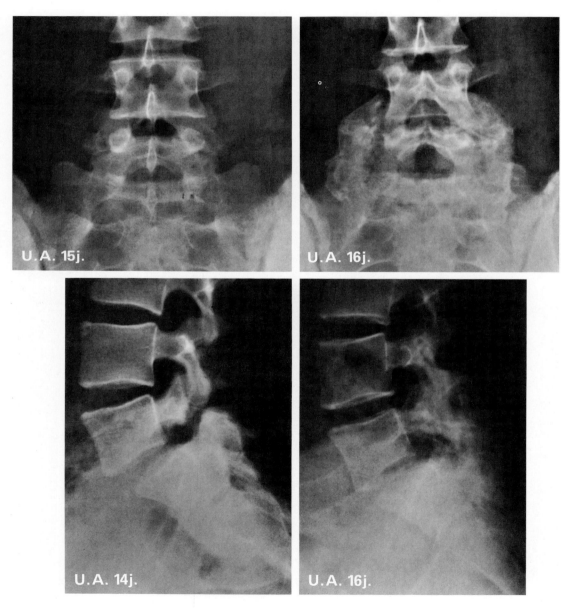

Abbildung 72. Spondylolisthesis L5/S1 Grad I vor und nach dorsolateraler Spondylodese L4/S1. Die Operation drängte sich wegen chronischen Kreuzschmerzen auf.

der Lysezone direkt mitgefasst, sodass ein Umbau und Kippen des Spanes mit weiterem Wirbelgleiten – wie nach rein dorsaler Verspanung beobachtet (TAILLARD, MOE) – weniger zu befürchten ist.

5. Ventrale Spondylodese

Aufrichtung und auch Reposition des Gleitwirbels sind von ventral technisch einfacher möglich, die Abstützung der Wirbel im Bereich der Drucksäule mechanisch günstiger (Abbildung 73). Doch kann bei stärkerem Gleiten der Zugang zum lumbosakralen Segment und, wegen der Gefässbifurkation, die Darstellung und Verblockung beider unterer Segmente schwierig sein. Eine Gipsfixation ist während 3 Monaten nach ventraler, während 4 Monaten nach dorsaler Spondylodese angezeigt.

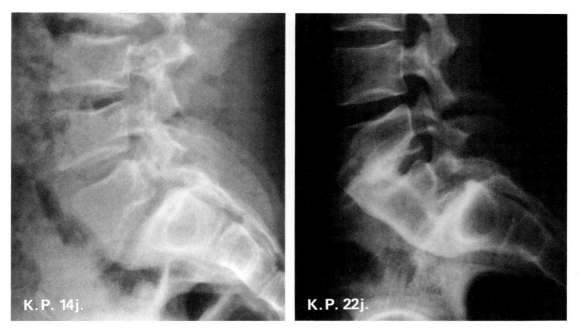

Abbildung 73. Spondylolisthesis L5/S1 Grad I vor und Jahre nach ventraler Spondylodese L4/S1, die wegen chronischen Kreuzschmerzen nötig wurde.

VI. Skoliose

1.1 Funktionelle Skoliose

Eine echte Skoliose ist strukturell zumindest teilweise fixiert und irreversibel. Hiervon muss die funktionelle Skoliose als reversible, reine Haltungsstörung abgegrenzt werden. Sie ist Begleitsymptom einer andersartigen Affektion. Wird bei einer funktionellen Skoliose das Grundleiden ausgeschaltet, so verschwindet auch die Fehlhaltung. Eine eigene Skoliosebehandlung ist somit unnötig.

Differentielle Diagnose

Unterscheidungsmerkmale zwischen funktioneller und struktureller Skoliose sind in Tabelle II dargestellt.

Tabelle II.

	Funktionelle Skoliose	Strukturelle Skoliose
Kurve ausgleichbar	+	−
Rotation ausgleichbar	+	−
Rippenbuckel	−	+
Lendenwulst	−	+
Formveränderungen der Wirbel	−	+

1.2 Ursachen

Als mögliche Ursache der funktionellen Skoliose kennen wir den Beckenschiefstand wegen Beinlängendifferenz oder Hüftkontraktur bereits (siehe Abbildungen 4 und 5).

Es empfiehlt sich einen Beinlängenunterschied von mehr als 1 cm in der Wachstumsphase durch Absatzerhöhung auszugleichen.

Die funktionelle Skoliose entsteht auch als antalgische Schonhaltung bei einer Nervenwurzelirritation (Abbildung 74). Ursache ist meist eine Diskopathie, gelegentlich ein Tumor. Ferner kann diese Schonhaltung bedingt sein durch Entzündungen im Bereich oder in Nähe der Wirbelsäule, z.B. einen paranephritischen Abszess oder eine retrocoekale Appendizitis. Meist sind die Symptome der Grundkrankheit markant und die skoliotische Haltung bleibt nebensächlich. Gelegentlich aber sehen wir einen Patienten einzig wegen schmerzhafter Skoliose. Die antalgisch skoliotische Haltung ist erst nach Ausschaltung der Schmerzen reversibel und zunächst von der echten Skoliose schwer zu unterscheiden. Eine Skoliose verursacht in der Jugend so

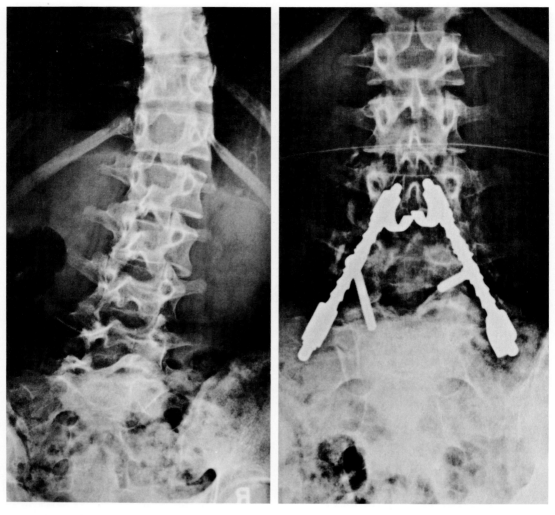

Abbildung 74. Funktionelle Skoliose als antalgische Schonhaltung, die nach Ausschaltung der Schmerzursache verschwindet. Es handelt sich um die schmerzhafte, von Lähmungserscheinungen begleitete Spondylolisthesis der Abbildung 71.

gut wie nie Schmerzen und die Kombination «Schmerz» und «Skoliose» soll eine Fahndung nach Tumor oder Entzündung auslösen.

Eine spezielle Form ist die sog. Postural-Kurve, eine Fehlhaltung meistens 10- bis 12Jähriger, die in das Gebiet der Haltungsschwäche gehört und spontan verschwindet. Es handelt sich um eine charakteristische C-förmige, langbogige thorakolumbale Skoliose (Abbildung 75).

Selten, aber immerhin möglich, produziert die Hysterie sehr groteske skoliotische Haltungen.

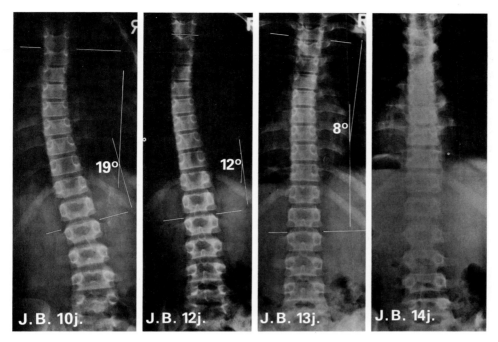

Abbildung 75. Typische langbogige «postural»-Skoliose, die im Alter von 10 Jahren 19° betrug, um in den nächsten Jahren spontan wieder zu verschwinden.

2. Biomechanik der Skoliose

2.1 Rotation

Jede seitliche Verkrümmung der Wirbelsäule ist mit einer Wirbelrotation verbunden, und zwar drehen sich die Wirbelkörper zur Kurvenkonvexität hin. Die Dornfortsätze beschreiben also einen geringeren Bogen als die Wirbelkörper. Von Bau und Funktion her bilden Wirbelkörper und Bandscheiben die gewichtstragende Säule, Wirbelbogen, Gelenke und Fortsätze mit ihren kräftigen Bändern die führenden und fixierenden Elemente des Systems. Bei seitlicher Verkrümmung geben die ventralen Anteile stärker nach und weichen mehr zur Seite aus als die straffer gelenkten hinteren Partien. Das vordere Längsband erweist sich als im Wachstum nachgiebiger und scheint bei Skoliosen mit starker Rotation schwächer, solchen mit wenig Rotation hypertroph ausgebildet zu sein.

Durch die Rotation werden die an den Querfortsätzen befestigten Rippen mitgenommen und verformt (Abbildung 76). Es entsteht auf der Konvexseite der Krümmung ein Rippenbuckel. Dieser Rippenbuckel täuscht leicht eine Kyphose vor. Tatsächlich sind jedoch auch thorakale Skoliosen häufig wenig kyphotisch oder sogar lordosiert. Dies hat ROAF zu der Theorie geführt, dass die Skoliose Folge einer Störung in der Sagittalebene wäre, nämlich einer Lordose wegen überschiessendem Wachstum der ventralen Partien, die dann aus Raumnot und im Gleichgewicht sagittaler Statik zur Seite gedrängt würden. Hiernach wäre die Rotation sogar das Primäre und die seitliche Verbiegung sekundär.

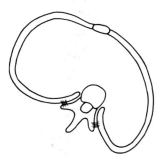

Abbildung 76. Thoraxverformung bedingt durch die Wirbel-Rippenrotation bei Skoliose.

2.2 Kurvenzunahme

Hat die Ausbildung einer Skoliose begonnen, so wird durch verschiedene Faktoren ein Circulus vitiosus in Gang gesetzt, der ihre Zunahme fördert:

Die Schwerkraft wirkt exzentrisch biegend auf die Skoliose und drängt deren Scheitel entsprechend dem Parallelogramm der Kräfte immer mehr zur Seite (Abbildung 77). An den Deckplatten werden die Druckkräfte konkavseitig immer grösser, konvexseitig kleiner und die Wirbel nehmen mit dem Wachstum zunehmend Keilform an.

Die Rumpfmuskulatur hat gesamthaft eine Wirkung wie die Schwerkraft. Ausserdem wird der Erector trunci an der Konvexseite der Kurve zunehmend überdehnt und verläuft mit einem Teil seiner Fasern hier vermehrt horizontal, konkavseitig vertikal (Abbildung 78). Daher versagt er mit der Kurvenprogredienz immer mehr als Verstrebung der Wirbelsäule.

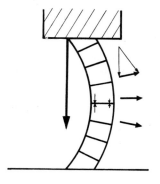

Abbildung 77. Wirkung der Schwerkraft auf die Skoliose.

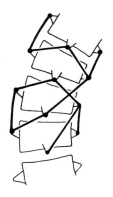

Abbildung 78. Wirkung des Erector trunci an der Skoliose.

Die Atmung wirkt in zweifacher Weise verschlimmernd auf die Rotation: die Rippen machen die Wirbeldrehung mit und verlaufen am Rücken konvexseitig zunächst stärker nach hinten, konkavseitig zur Seite hin. Mit zunehmender Krümmung wird der Thorax immer stärker deformiert, der Knick am Rippenbuckel schärfer. Bei der Inspiration nun dehnt sich der Brustraum und verzieht die Rippen konkavseitig gegen ventral, konvexseitig gegen dorsal, verstärkt somit die Rotation (Abbildung 79). Ausserdem überträgt sich die Kraft der Interkostalmuskeln über die Rippen auf die Wirbel als deren Fixpunkte. Infolge der Deformität läuft dieser Kraftfluss konkavseitig am Querfortsatz worbei zum Wirbelkörper hin, stösst aber konvexseitig bereits gegen den Querfortsatz. Gemeinsam rotiert dies die Wirbel ebenfalls (Abbildung 80).

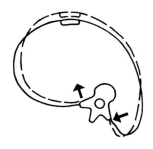

Abbildung 79. Atembewegung des durch Skoliose verformten Thorax.

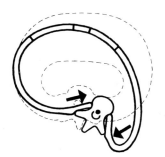

Abbildung 80. Kraftwirkung der Atemmuskeln an skoliotisch verkrümmter Wirbelsäule.

2.3 Kompensation

Demgegenüber entwickelt der Körper auch korrigierende Mechanismen:

Mit dem Wachstum formt sich der skoliotische Wirbel zunehmend um und baut seitlich an der Konkavseite unter dem hier erhöhten Druck vermehrt, an der Konvexseite vermindert Knochen an. Er wächst somit quasi unter die Schwerlinie und korrigiert – im bescheidenen Umfang der Knochenaposition – die Skoliose (Abbildung 81).

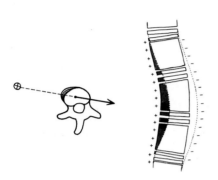

Abbildung 81. Knochenaposition am skoliotischen Wirbel.

2.4 Haupt- und Nebenkurven

Die eigentliche Kompensation geschieht durch Ausbildung gegensinniger Nebenkurven ober- und unterhalb der Hauptskoliose. Durch die Ausbildung dieser Nebenkurven bleibt die Haltung aufrecht und der Körper im Lot. Die kosmetischen Auswirkungen werden verringert und die Statik der Wirbelsäule verbessert: Der deformierende Effekt von Muskel- und Schwerkraft ist etwa proportional dem Abstand eines Kurvenwirbels von der Schwerlinie. Durch Ausbildung einer Gegenkrümmung nähert sich die Skoliose der Schwerlinie und die ungünstige Kraftwirkung wird erheblich reduziert (Abbildung 82). Die Nebenkurven sind ursprünglich funktionell, werden aber mit dem Fortschreiten des Wachstums und der Hauptkurve ebenfalls mehr oder weniger strukturell fixiert. Es kann bei entsprechender Zunahme aus einer ursprünglichen Nebenkurve eine zweite Hauptkurve entstehen.

Auch eine nicht optimal kompensierte Kurve geht an ihrem Ende mit sog. «Teilkurven» wieder in die Vertikale über. Genau genommen besteht somit die einfachste Skoliose aus einer vollen und zwei halben, also drei Krümmungen, die häufiger angetroffene, voll kompensierte Skoliose sogar aus 4 – zwei vollen und zwei Teilkurven (Abbildung 82). In der Mehrzahl sind dies eine Haupt- und drei Nebenkrümmungen. Es gibt aber Skoliosen mit zwei ähnlich stark ausgebildeten Hauptkrümmungen, sog. Doppelkurven.

Hauptkrümmungen lassen sich von den kompensatorischen Neben-Krümmungen durch ihren stärkeren Kurvengrad, die ausgeprägtere Wirbeldeformierung und Rotation, sowie die grössere Rigidität unterscheiden (siehe Abbildung 88). Die Beweglich-

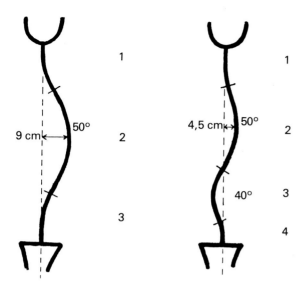

Abbildung 82. Bedeutung der Nebenkurven für die Statik einer Skoliose.

keit einer Kurve ist aber auch abhängig von deren Lokalisation und somit als Unterscheidungsmerkmal nur bedingt nützlich. Skoliosen der Brustwirbelsäule sind von vorneherein rigider als solche der sehr beweglichen Lendenwirbelsäule (siehe Abbildung 22).

3. Entwicklung der Skoliose

3.1 Häufigkeit im Schulalter

Der Wunsch, eine Skoliose möglichst früh zu erfassen um bereits ihre Progredienz zu verhüten, hat zu ausgedehnten Schuluntersuchungen geführt: Es werden bei 2% bis 15% der Schulkinder Skoliosen gefunden. Die Häufigkeitsangaben schwanken stark, abhängig auch davon, ob man Kurven über 10° oder bereits kleinste Asymmetrien zählt. Mädchen sind öfters betroffen als Knaben. Mit dem Alter nimmt die Häufigkeit zu. So wiesen z.B. in einem grösseren Kollektiv japanischer Schulkinder gesamthaft 1,9% der Kinder eine Skoliose über 10° auf, bei den über 12 Jährigen jedoch 1,3% der Knaben und 4,8% der Mädchen (TAKEMITSU).

3.2 Wahrscheinlichkeit einer Kurvenprogredienz

Von diesen geringen Kurven nimmt nur ein Bruchteil weiter zu und etwa 2 – 4‰ der Schulkinder werden behandlungsbedürftig (NACHEMSON). Die Wahrscheinlichkeit einer Kurvenprogredienz ist umso grösser, je früher eine Kurve auftritt oder je stärker sie bei ihrer Entdeckung bereits ausgeprägt ist. Fast mit Sicherheit nehmen Kurven zu, wenn sie vor dem 7. Lebensjahr schon 20° oder vor der Pubertät 30° messen. Thorako-lumbale und Doppelkurven nehmen häufiger zu als thorakale oder gar lumbale (CLARISSE, STAGNARA, LONSTEIN).

Die Krümmungszunahme erfolgt mit dem Wachstum und parallel der Wachstumsgeschwindigkeit. Im Jugendalter ist mit dem Wachstumsabschluss auch die Progredienz der Kurve beendet. Manche Skoliosen können jedoch im weiteren Leben fortschreiten (Abbildung 83). Man macht hierfür degenerative Veränderungen und im

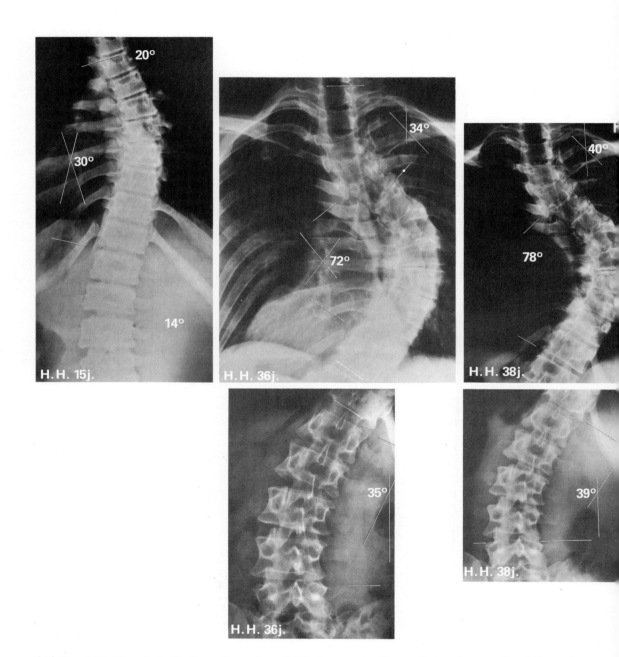

Abbildung 83. Thorakale Skoliose, die auch nach Wachstumsabschluss anhaltend progredient blieb. Die Tochter des Patienten hat ebenfalls eine thorakale Skoliose.

Alter die Osteoporose verantwortlich. Es nehmen vor allem mittelschwere, weniger auch leichtere Kurven weiter zu. Eine Schwangerschaft kann sich ungünstig auswirken (COONRAD). Im Alter treten Skoliosen um 20° sogar neu auf (ROBBIN) (Abbildung 84).

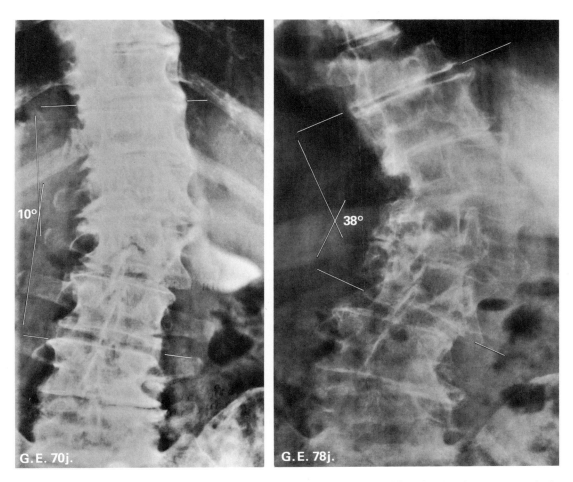

Abbildung 84. Lumbale Skoliose, die anlässlich einer Cholezystographie mit 70 Jahren neu entdeckt wurde, in den folgenden Jahren bei erheblichen degenerativen Veränderungen der Wirbelsäule zunahm und chronische Schmerzen verursachte.

3.3 Die massgebenden Faktoren der Kurvenprogredienz

Bis zu welchem Schweregrad eine progrediente Skoliose in der Jugend ohne Behandlung zunehmen würde, hängt von drei Faktoren ab: Der Ursache der Skoliose, der Höhenlokalisation der Hauptkurve und vor allem dem Alter, in welchem die Verkrümmung auftritt.

a) Die Ursache der Skoliose

Missbildungsskoliosen haben wegen Krümmungszunahme während des ganzen Entwicklungsalters, Lähmungsskoliosen je nach Zeitpunkt des Auftretens, der Ausdehnung und der Progredienz der Grundkrankheit gesamthaft eine schlechtere Kurvenprognose als idiopathische Skoliosen.

b) Die Höhenlokalisation der Hauptkurve

Die folgende Angabe gilt für die am zahlreichsten vorkommenden idiopathischen Skoliosen:

Je höher eine Hauptkurve gelegen ist, um so eher wird sie sich zu einer schweren Krümmung auswachsen. So bleiben nach einer Statistik unbehandelter idiopathischer Skoliosen (JAMES) 90% der lumbalen Fälle unter 70°, aber nur 37% der thorakalen, während keine lumbale Kurve mehr als 100° erreichte, aber 28% der thorakalen.

c) Zeitpunkt des Skoliosebeginns

Je früher eine Skoliose entsteht, um so grösser ist das verbleibende Wirbelsäulenwachstum und umso mehr kann sich die Kurve noch verschlechtern. Nach dem Zeitpunkt ihres Auftretens werden Skoliosen in drei Gruppen unterteilt:

1. Infantile Skoliosen: 0 – 3 Jahre
2. Juvenile Skoliosen: 4 – 9 Jahre
3. Adoleszente Skoliosen: 10 Jahre bis Wachstumsabschluss

Adoleszente Skoliosen sind also prognostisch günstiger als juvenile oder gar infantile. Entsprechend der Wachstumsgeschwindigkeit ist aber die Kurvenzunahme im pubertären Wachstumsschub am grössten. Nach einer groben Faustregel nehmen idiopathische Kurven während dieser Phase etwa 1° pro Monat, in der übrigen Wachstumszeit etwa 5° pro Jahr zu (Abbildung 85). Präpubertär kann sich eine Skoliose sehr günstig verhalten und sogar spontan verringern. Mit dem einsetzenden Wachstumsschub nehmen aber auch solche Kurven wieder stetig zu (STAGNARA).

3.4 Infantile idiopathische Skoliose

Speziell ist das Verhalten der *infantilen idiopathischen Skoliosen:* Es überwiegen Knaben mit einfachen oder doppelbogigen Krümmungen der Brustwirbelsäule, seltener sind thorako-lumbale Kurven. Etwa 85% dieser vorwiegend im Säuglingsalter auftretenden Kurven bilden sich bis zum 4. Lebensjahr auch ohne Behandlung spontan zurück (Abbildung 86). Bei einem geringen Anteil aber nimmt die Skoliose unentwegt bis zu ausserordentlich schweren Formen zu. Um früh eine Behandlung einleiten zu können, müssen die gefährlich Progredienten möglichst bald als solche

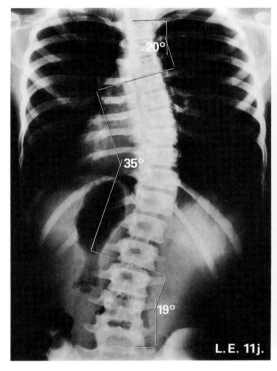 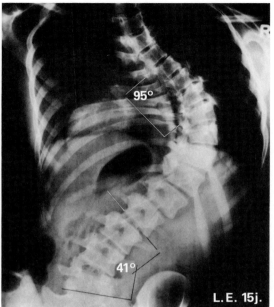

Abbildung 85. Thorakolumbale Skoliose die während 4 Jahren mit Rückenturnen betreut wurde. In dieser Zeit hat die Verkrümmung um 60°, also 15° pro Jahr, zugenommen.

erkannt werden: Röntgenkontrollen sind in mehrmonatigen Abständen bis zur sicheren prognostischen Einordnung notwendig. Kurven über 35° und solche mit sich ausbildender Kompensation – hierher gehören alle Doppelkurven – nehmen mit dem Wachstum zu.

Eine Hilfe ist die Beachtung der Symmetrieverhältnisse zwischen Rippen und Wirbel nach METHA (Abbildung 87):

Am Scheitel einer Skoliose fällt die konvexseitige Rippe gewöhnlich steiler ab als die konkavseitige. Man bestimmt nun die Senkrechte zur Boden- oder Deckplatte des Scheitelwirbels und die Längsachsen der zugeordneten Rippen. Die Winkel zwischen diesen Linien werden gemessen und verglichen: Eine Kurve ist dann gutartig, wenn der Winkelunterschied zwischen rechts und links weniger als 20° beträgt und sich bei einer weiteren Kontrolle verringert, auch wenn die Kurve selbst vielleicht noch unverändert ist. Bei progredienten Fällen bleibt der Seitenunterschied gleich oder nimmt sogar zu. Meist misst er zu Beginn schon über 30°. Ein weiteres Kriterium ist das Verhalten des konvexseitigen Rippenkopfes zum Wirbelkörper. Projiziert sich dieser Rippenkopf infolge Rotation in die Kontur des Wirbelkörpers hinein, so nimmt die Kurve sicher zu.

Wird eine solch progrediente Skoliose festgestellt, ist eine Korsettbehandlung einzuleiten und auch schon vor Abschluss des ersten Lebensjahres durchführbar (Abbildung 88).

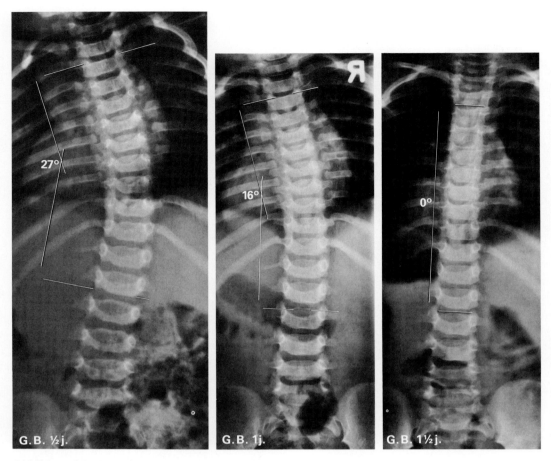

Abbildung 86. Gutartige, spontan verschwindende infantile Skoliose. Die Rippen gehen etwa symmetrisch von den Wirbeln ab. Gegensinnige Ausgleichskrümmungen fehlen vollständig.

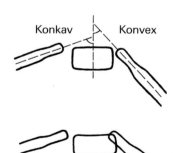

Abbildung 87. Prognostische Kriterien der infantilen Skoliose nach Mehta.

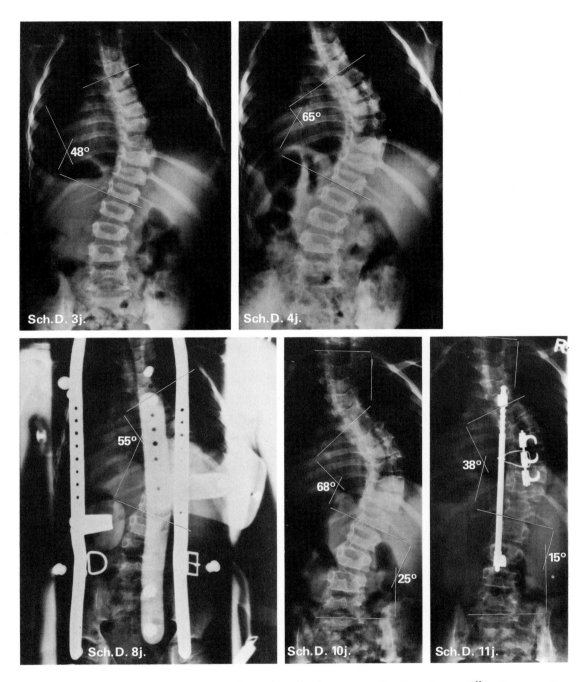

Abbildung 88. Progrediente infantile Skoliose mit Nebenkurven, starker Rotation und Überlagerung der konvexseitigen Wirbelkonturen und Rippenenden. Der Patient kam mit bereits erheblicher Verkrümmung erst 4jährig zur Behandlung. Die Kurve wurde bis zum 10. Lebensjahr ohne nennenswerte Progression im Milwaukee-Korsett gehalten und dann nach Harrington bestmöglich korrigiert und verspant.

4. Auswirkung der Skoliose

4.1 Verunstaltung

Der Patient mit einer Skoliose und seine Angehörigen werden zunächst alarmiert durch die körperliche Verunstaltung dieses Leidens. Die einzelnen Komponenten – ungleiche Schulterhöhe, unterschiedliche Taillendreiecke, vorspringende Hüfte, Rippenbuckel, Verkürzung des Rumpfes – seien nochmals erwähnt. Der Bucklige ist der Krüppel par excellence (Abbildungen 89 und 102). Die körperliche Deformierung wiegt umso schwerer, als von Skoliosen überwiegend Mädchen betroffen werden. Aufgrund einer Spätkontrolle unbehandelter Skoliosen von DRUMMOND fühlen sich 70% der Patienten durch ihre Erscheinung behindert, 20% vermeiden soziale Kontakte, 42% der Frauen und 30% der Männer bleiben unverheiratet und diejenigen die heirateten, taten dies in einem höheren als dem Durchschnittsalter.

4.2 Erscheinungsbild und Lokalisation der Hauptkurve

Das Erscheinungsbild und damit die kosmetische Entstellung variieren nach der Höhenlokalisation der Hauptkurve (Abbildung 90). Wir unterscheiden lumbale (siehe Abbildung 84), thorako-lumbale (Abbildung 117), thorakale (siehe Abbildung 88) und Doppelkurven (siehe Abbildung 91). Lumbale Skoliosen sind meist, thorako-lumbale überwiegend linkskonvex, thorakale meistens rechtskonvex. Bei gleichem Kurvenausmass nimmt der kosmetisch entstellende Effekt einer Kurve zu, je höher sie gelegen ist. Das Taillendreieck wird nicht nur grösser, sondern auch nach oben verschoben, ein Rippenbuckel – das hässlichste Merkmal – und ein Schulterschiefstand machen sich erst bei höheren Kurven wesentlich bemerkbar.

Bei Doppelkurven sind zwei gegensinnige Krümmungen annähernd gleichen Ausmasses als thorakale und lumbale Kurve, gelegentlich auch als thorakale und thorako-lumbale Kurve kombiniert (Abbildung 91). Derartige Doppelkurven sind kosmetisch am günstigsten, da die eine Kurve die andere optimal kompensert. Sie werden dafür häufig spät entdeckt.

4.3 Rückenschmerzen

Skoliotische Wirbelsäulen sind statisch minderwertig und können schmerzhaft werden. So hatten bei einer Spätkontrolle unbehandelter Skoliosen durch NACHEMSON 40% der Patienten Rückenbeschwerden. Die erwähnte neuere Statistik von DRUMMOND ergibt in 40% der Patienten belastungsabhängige und in weiteren 24% konstante Schmerzen. 15% hatten niemals gearbeitet und bezogen Renten. Der Schmerz war unabhängig von Ursache, Lokalisation oder Grösse der Kurve; er steht aber in einem Zusammenhang mit dem Ausmass der Röntgenveränderungen am Kurvenscheitel. Er nimmt mit dem Alter zu und tritt bei der Skoliose – im Unterschied zur

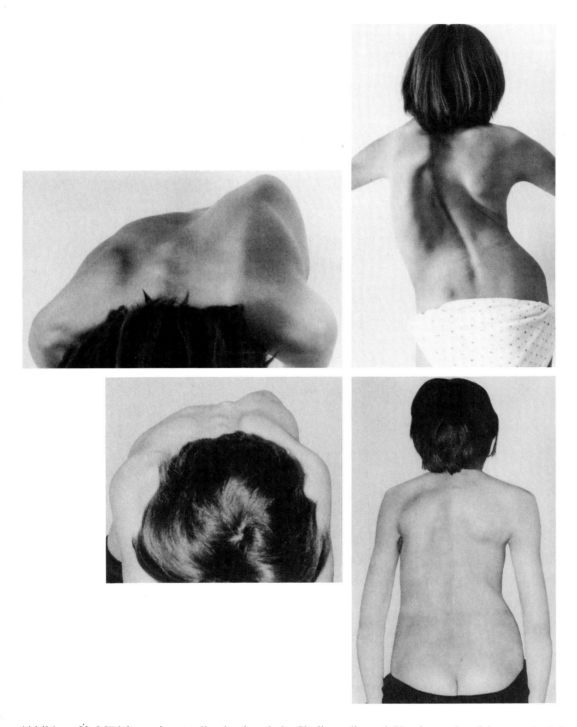

Abbildung 89. Mädchen mit entstellender thorakaler Skoliose, die nach Harrington korrigiert wurde. Bei so fortgeschrittener Skoliose kann die Deformierung mit der Operation wesentlich gebessert aber nicht behoben werden.

Kyphose – auch häufig erst im 3. oder 4. Lebensjahrzehnt auf. Bei weitem nicht jede Skoliose verursacht also Schmerzen. Treten diese aber auf, so sind sie allgemein viel hartnäckiger und therapieresistenter als die auch häufigen Beschwerden nicht verkrümmter Rücken.

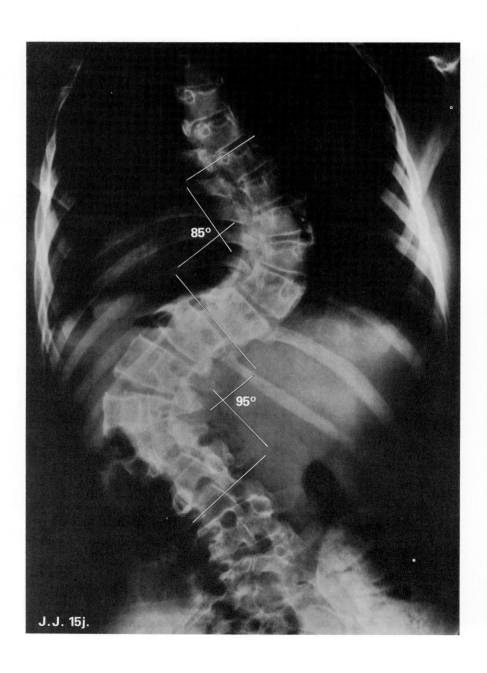

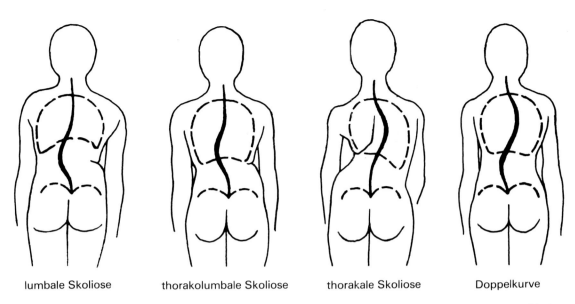

lumbale Skoliose   thorakolumbale Skoliose   thorakale Skoliose   Doppelkurve

Abbildung 90. Unterschiedliche Körperkonturen bei gleich stark ausgebildeten (60°), aber verschieden lokalisierten Skoliosen.

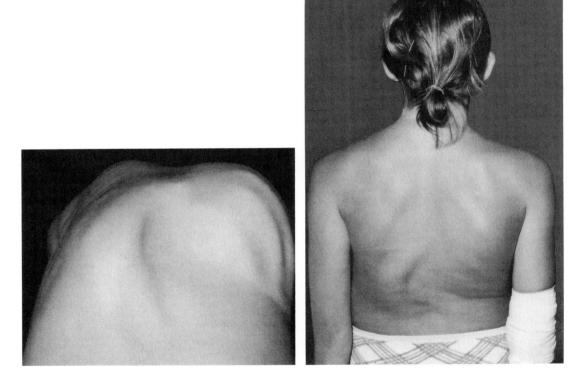

Abbildung 91. Rechtsthorakale – linkslumbale Doppelkurve, die wegen relativ geringer Entstellung erst bei erheblichem Kurvenausmass zur Behandlung kam.

4.4 Verminderte Lungenfunktion

Bereits Hippokrates soll erkannt haben, dass Bucklige zu Lungenerkrankungen neigen und häufig vorzeitig sterben. Nach den Langzeitstatistiken unbehandelter Skoliosen von NILSONNE und LUNDGREEN und von NACHEMSON ist die Mortalitätsrate dieser Patienten gegenüber der Norm gesamthaft um 100% erhöht, diejenige schwerer thorakaler Kurven um 300%. Fast die Hälfte der Gestorbenen erreichten das 45. Lebensjahr nicht; veränderte Lungenfunktion und Herzversagen war in 60% die Todesursache.

a) Lungenfunktionsprüfung

Bei einer schweren Skoliose wird vor der – in diesem Fall fast immer operativen – Behandlung die Lungenfunktion bestimmt. Da die Körpergrösse durch die Skoliose reduziert und mit der Korrektur nicht wenig geändert wird, bestimmt man den Sollwert der Vitalkapazität am besten mit der Armspannweite, die normalerweise recht genau der Körpergrösse entspricht. (Armspanne zu Grösse = 1,03 beim Mann, 1,01 bei der Frau (HEPPER).

Die Vitalkapazität ist bei idiopathischen Skoliosen mit dem Kurvengrad korreliert und bei Kurven über 65° immer reduziert, bei Skoliosen mit gleichzeitiger Thorakallordose sowie bei kongenitalen und Lähmungskurven schon unter diesem Wert (WESTGHATE, MANKEN).

b) Ursache der verminderten Lungenfunktion

Folgende Faktoren können die Lungenfunktion einschränken: Eine Skoliose verkürzt den Rumpf und vermindert damit das Volumen von Brust- und Bauchhöhle. Ausserdem deformiert sie durch Biegung und Verdrehung den Brustkorb und engt auch hiermit das Lungenvolumen ein. Vor allem konvexseitig können Atelektasen auftreten. Die Elastizität des verformten Brustkorbes verringert sich, sekundär auch diejenige der Lunge selbst. Das Zwerchfell hypertrophiert. Bei Lähmungskurven fehlt ausserdem die zur Atmung nötige Muskelkraft.

Eine arterielle Hypoxämie tritt bei hochgradigen Skoliosen schon in Ruhe, bei geringeren unter Belastung auf (SHANNON). Die Störung des Gasaustausches ist auf ungleiche Verteilung von Ventilation und Perfusion innerhalb der Lungen zurückzuführen: die Belüftung der Lungen, nicht jedoch ihre Durchblutung, ist in einzelnen Lungenpartien wegen der Beengung und zunehmenden Starre des deformierten Brustkorbes vermindert. Bei Kurven über 65° übernimmt die konkavseitige Lunge bis zu ⅔ der gesamten Respiration. Während beim Gesunden in Ruhe vorwiegend die unteren Partien durchblutet und belüftet werden, ist die Durchblutung bei der Skoliose wegen Gefäss-Starre und geringerer Lungenhöhe gleichmässiger über die Lungen verteilt. Auch hieraus resultiert eine mangelnde Funktionsreserve. Diese Dissoziation – es werden Lungenpartien gut durchblutet, die wenig belüftet sind – verringert sich bei Abnahme der Skoliose, z. B. durch operative Korrektur; sie kommt aber in der Vitalkapazität kaum zum Ausdruck. Ein Funktionstest mit Blutgasanalyse erfasst daher bei Skoliosen Veränderungen der Lungenfunktion sensibler als die einfache Prüfung der Vitalkapazität (LETTS).

Die Lungenrestriktion nimmt mit der Rigidität von Thorax und Lunge im Verlauf der Jahre zu. Gleichzeitig steigt wegen Vermehrung des Lungenbindegewebes und Zunahme des intrathorakalen Drucks der Gefässwiderstand und damit der Druck im kleinen Kreislauf. Es kann zu Rechtsüberlastung und schlussendlich Versagen des Herzens kommen.

5. Ursache der Skoliose

5.1 Idiopathische Skoliose

Von über 80% aller Skoliosen, nämlich den idiopathischen, ist die auslösende Ursache weiterhin unbekannt. Verschiedene Theorien wurden aufgestellt, wenig davon ist überzeugend belegt:

a) Biomechanik

Vom Bau der Wirbelsäule her scheint das mechanische Gleichgewicht relativ instabil zu sein, so dass schon kleine experimentelle Balanceverschiebungen zu einer Deformierung führen können. Über die initiale Auslösung sagt dies jedoch nichts aus. Ebenso sind Wachstumsverschiebungen an Bandscheiben und Wirbelkörpern, biochemische und physikalische Veränderungen der Bandscheiben – die zunächst weit mehr an der Ausbildung der Verkrümmung beteiligt sind als die Wirbel – eher Folge als Ursache der Skoliose. So ist z.B. in den Kollagenfasern das Molekulargewicht erniedrigt und die Verkettung der Moleküle vermindert.

b) Blande Polio

Es war naheliegend, als Ursache eine unbemerkte blande Poliomyelitis anzunehmen (RISSER, GRUCA). Die Poliomyelitis ist dank der Impfung bei uns verschwunden, die idiopathische Skoliose jedoch nicht seltener geworden.

c) Ernährung

Die Skoliose soll ferner durch einseitige und zu kohlehydrathaltige (Popcorn, Coca-Cola) Ernährung bedingt sein. Hierfür spricht der Befund einer negativen Stickstoffbilanz (PONCETTI) oder die Tatsache, dass Skoliosen gehäuft bei gewissen brasilianischen Eingeborenenstämmen vorkommen, die sich vorwiegend von Kohlehydraten ernähren (RISSER, HARRINGTON). Nach allgemeiner Meinung ernähren sich unsere Skoliosekinder ausgeglichen.

d) Vererbung

Immer wieder wurde auf die familiäre Häufung idiopathischer Skoliosen hingewiesen. Dies ist gesichert. So fand JAMES in Familien mit Skoliosen ein 20mal höheres Vorkommen als im Durchschnitt der Bevölkerung. Nach MAC EVEN haben nicht weniger als ⅓ der Eltern oder Geschwister von Patienten mit idiopathischer Skoliose ebenfalls eine Skoliose. Sind beide Eltern verkrümmt, so ist die Chance, dass ihr Kind eine behandlungsbedürftige Skoliose entwickelt, 50mal so gross als im Durchschnitt der Bevölkerung. Ein multifaktorieller Erbgang wird angenommen.

e) Hormone

Bei Mädchen mit idiopathischer Skoliose wurden im Blut erhöhte Somatotropin- und Somatomedin Werte gefunden (WILLNER). Die Wachstumsgeschwindigkeit der Wirbelsäule und ihre Relation zum Extremitätenwachstum verhält sich auch unterschiedlich zwischen Gesunden und idiopathischen Skoliosen (GILLESPIE). Eine Untersuchung südchinesischer Mädchen zeigt ausserdem, dass Skoliosepatientinnen im Knochenalter fortgeschrittener sind und ihre Pubertät früher einsetzt, intensiver verläuft und früher beendet ist als bei gesunden Patientinnen (LOW).

f) Gleichgewicht

Bei subtiler Abklärung lassen sich in 80% von Skoliosepatienten, jedoch nur in 5% einer Kontrollgruppe minimale Gleichgewichtsstörungen nachweisen. Aufgrund von Zwillingsuntersuchungen in Skoliosefamilien ist diese Gleichgewichtsstörung primär und nicht Folge der Rückenverkrümmung (SAHLSTRAND). Ähnliche Ergebnisse zeigen Versuche mit bipedalen Ratten (YAMADA).

g) Heutige Hypothese

Aufgrund dieser angeführten Untersuchungen stellt man heute für die Ursache der idiopathischen Skoliose folgende Hypothese auf: Eine minimale Dysfunktion des Hirnstammes führt eventuell über ein hormonelles Ungleichgewicht mit z. B. veränderter Kollagenbildung, oder aber über eine neurologische Störung mit z. B. veränderten Haltereflexen zu einer Instabilität und diese wiederum zur Skoliose.

h) Diagnose

Klinisch wird die Diagnose einer idiopathischen Skoliose nach Ausschluss einer bekannten spezifischen Ursache (Lähmung, Missbildung) und aufgrund der «klassischen» Skoliosebilder (siehe z. B. Abbildung 90) gestellt.

5.2 Lähmungsskoliosen

Im Wachstumsalter kann jede Krankheit des Nervensystems oder der Muskulatur mit Befall der Rumpfmuskeln zu einer Skoliose führen. Im Gegensatz zur idiopathischen Skoliose reichen hier die Kurven eventuell bis zur Halswirbelsäule oder beziehen das Sakrum ein und führen in diesem Fall zu einem skoliosebedingten Beckenschiefstand. Lähmungskurven sind in der Regel beweglicher als idiopathische Skoliosen. Die Kurvenprognose ist umso ungünstiger, je früher die Lähmung auftritt, je rascher die Skoliose nach Beginn der Lähmung entsteht und gesamthaft schlechter als bei vergleichbaren idiopathischen Kurven.

a) Veränderte Muskelmechanik

Die Rumpfmuskulatur wirkt ähnlich wie die Verstagung eines Schiffmastes (Abbildung 92). Zur seitlichen Verbiegung führt vor allem ein einseitiger Ausfall der Muskeln mit langem Hebelarm (Interkostalmuskeln, lateraler Anteil der schrägen Bauchmuskeln). Die Kurve bildet sich auf Höhe der betroffenen Muskeln mit Konvexität zur (stärker) gelähmten Seite hin. Mit Ausdehnung der Lähmung verlängert sich auch die Skoliose und wird C-förmig. Kompensatorische Kurven fehlen dann weitgehend (siehe Abbildung 117). Eine allgemeine Rumpfschwäche führt wegen generell versagender Verstrebung zur «Collapsing-Spine», der schlaffen, in sich zusammengesunkenen Wirbelsäule (Abbildung 93).

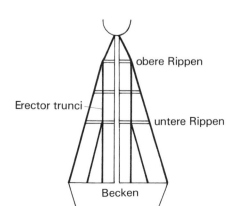

Abbildung 92. Schema der Rumpfmuskeln als Verstrebung der Wirbelsäule.

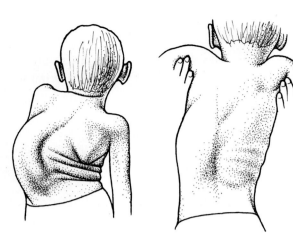

Abbildung 93. Zusammengesunkener, aber kaum fixierter und ausgiebig streckbarer Rumpf einer «Collapsing-Spine», der Wirbelsäule bei hochgradiger Rumpflähmung.

b) Einteilung

Die Ursachen lassen sich folgendermassen einteilen:
- Neuropathien
  - Oberes Neuron, z. B. zerebrale Paralyse
  - Unteres Neuron, z. B. spinale progressive Muskeldystrophie, Poliomyelitis
  - Andere, z. B. Syringomyelie
- Myopathien
  - Progressive z. B. Dystrophia musculorum progressiva
  - Stationäre, z. B. Myotone Dystrophie.

c) Verhalten von Lähmungsskoliosen

Diese Krankheiten sind zwar selten, doch der Anteil mit schweren Skoliosen ist hoch. Die Lähmung tritt oft im frühen Alter auf, die Verkrümmung kann rasch und bis über den Wachstumsabschluss hinaus zunehmen. Abgesehen von den Auswirkungen der Lähmung selbst führen ausgeprägte Skoliosen zu starker mechanischer Behinderung beim Sitzen, Halten des Gleichgewichtes, Gebrauch der oberen und unteren Extremitäten. Diagnose und Prognose der Grundkrankheit sind im Einzelfall auch für den Neurologen manchmal schwierig und nur unter Verlaufskontrolle zu stellen.

d) Rückenmarktumor

Bei einem *Rückenmarktumor* fehlen neurologische Ausfälle zunächst oft. Schmerzen, eine ungewöhnliche Skolioseform und röntgenologisch ein weiter Abstand der Bogenwurzeln weisen auf diese Ursache hin.

e) Zerebrale Lähmung

Etwa 20% der Kinder mit *zerebraler Lähmung* entwickeln eine Skoliose (MC EVEN). Ein Beckenschiefstand ist häufig. In hohem Prozentsatz bestehen auch Kontrakturen oder Subluxationen der Hüftgelenke. Diese werden am besten vor der Skoliose behandelt. Die Kurven sind – im Gegensatz zu anderen Lähmungen – schon früh rigid (siehe Abbildung 117).

f) Poliomyelitis

Neue Fälle von *Poliomyelitis* treten noch in Asien, in unseren Ländern kaum mehr auf. Selten sehen wir noch eine behandlungsbedürftige Skoliose (Abbildung 94).

g) Spinale Muskelatrophie

Eine *progressive spinale Muskelatrophie* verursacht die typische, langgezogene, C-förmige und kaum kompensierte Lähmungskurve. Gewöhnlich ist das Becken in die Krümmung einbezogen.

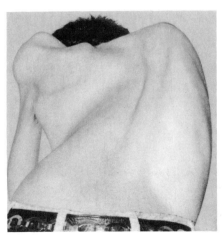
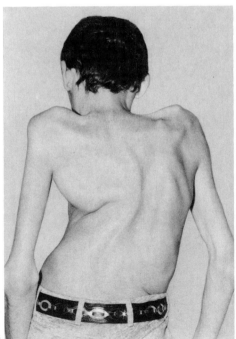

Abbildung 94. 16jähriger Patient, der 4jährig an Poliomyelitis erkrankte und bei ausgedehnter Rumpf- und Extremitätenlähmung eine erhebliche Skoliose (collapsing spine) entwickelte.

h) Syringomyelie

Die Kurve einer *Syringomyelie* gleicht der idiopathischen Skoliose. Deshalb wird die Ursache gerne verkannt. Dies lässt sich vermeiden, wenn man auf die gestörte Temperatur- und Schmerzempfindung achtet.

i) Myopathie

Die verschiedenen Formen der *Myopathie* sind von sehr ungleicher Prognose. Skoliosen kommen vor allem beim Duchenne-Typ und dem Beckengürtel-Typ vor und treten früh auf. Das Becken ist oft mitbeteiligt.

j) Meningomyelozelen

Bei *Meningomyelozelen* sind Skoliosen die häufigste Rückendeformität, meistens lähmungsbedingt und oft kombiniert mit Lordosen, weniger Kyphosen (Abbildung 115). In der Fülle der Probleme, die ein solcher Patient von Geburt an bietet, wird die Rückendeformität leider oft bis in ein sehr fortgeschrittenes Stadium vernachlässigt.

k) Paraparese oder Paraplegie

Eine Paraparese oder *Paraplegie* im Kindesalter kann abhängig von ihrem Ausmass und ihrer Lokalisation zu jeder Deformität der Wirbelsäule führen – bei Lähmung oberhalb Th 12 zu dem typischen Bild der langen C-förmigen Skoliose.

5.3 Kongenitale Skoliosen

a) Einteilung der Wirbelmissbildungen

Skoliosen werden durch folgende Wirbelmissbildungen verursacht (Abbildung 95, siehe auch Abbildungen 112 und 118):

- Einseitige fehlerhafte Wirbelbildung
  - teilweise   =   seitlicher Keilwirbel
  - vollständig   =   seitlicher Halbwirbel
- Fehlerhafte Segmentation der Wirbel
  - einseitig   =   seitliche Knochenspange
  - beidseitig   =   Blockwirbel
    Rippensynostosen
    Mischformen

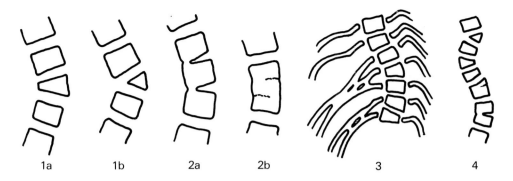

Abbildung 95. Seitliche Wirbelmissbildung

1a Keilwirbel
1b Halbwirbel
2a partielle Knochenspange
2b Blockwirbel
3   Rippensynostose
4   Mischform

Mit der Missbildung der Wirbel geht meistens eine Wachstumsstörung einher. Vor allem diese beeinflusst die Kurvenprogredienz.

b) Verhalten der kongenitalen Skoliosen

Die Krümmungen verhalten sich im Wachstum sehr ungleich. Die Prognose hängt ab vom Ausmass der Kurve bei der ersten Untersuchung und dem verbleibenden Restwachstum, von der Art der Missbildung und ihrer Lokalisation: Knochenspangen verursachen wegen des einseitig blockierten, gegenseitig erhaltenen Wachstums die grösste Progredienz; ungünstig wirken auch Rippensynostosen, die mit langem Hebelarm das Wachstum einseitig lenken. Keilwirbel sind günstiger, wenn sie vereinzelt auftreten, nicht jedoch wenn mehrere gleichseitig übereinander angeordnet sind. Multiple Wirbelsäulenmissbildungen balancieren sich häufig gegenseitig recht gut aus. In einem derartigen Wirbelsäulenabschnitt ist die Wachstumspotenz oft gering, sodass die Kurven wenig zunehmen, der Rumpf jedoch verkürzt bleibt (Abbildung 96).

Missbildungen kommen in der Brustwirbelsäule am häufigsten vor und sind hier am stärksten progredient (Abbildung 97). Thorako-lumbale Kurven verhalten sich fast gleich, dagegen nehmen lumbale, erst recht lumbo-sakrale und zerviko-thorakale Kurven in der Regel weniger zu (Abbildung 98). Letztere sind jedoch schon bei geringem Ausmass wegen Beckenschiefstand bezw. Anhebung der Schulter-Nackenkontur stärker deformierend.

Im Einzelfall muss jede kongenitale Skoliose regelmässig überwacht werden. Die Kurven sind äusserst rigid, also wenig korrigierbar und es ist besonders wichtig, von vorneherein eine Progredienz zu verhüten.

Abbildung 96. Multiple Missbildungen der ganzen Wirbelsäule. Es sind Halbwirbel, Blockwirbel, angedeutet Spangenbildungen und Rippensynostosen erkennbar. Dank ihrer ausgeglichenen Verteilung und geringen Wachstumspotenz ist nach Jahren zwar der Rumpf verkürzt, aber kaum eine Skoliose aufgetreten.

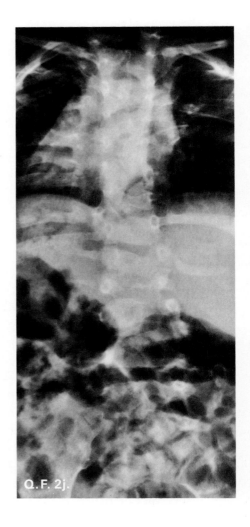

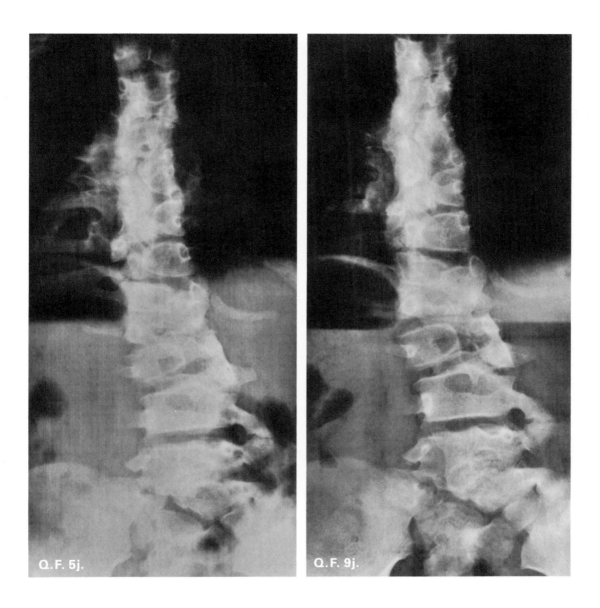

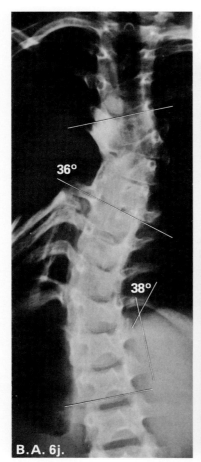
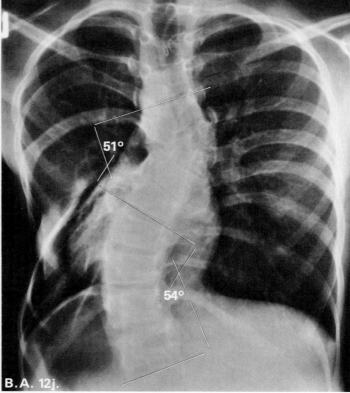

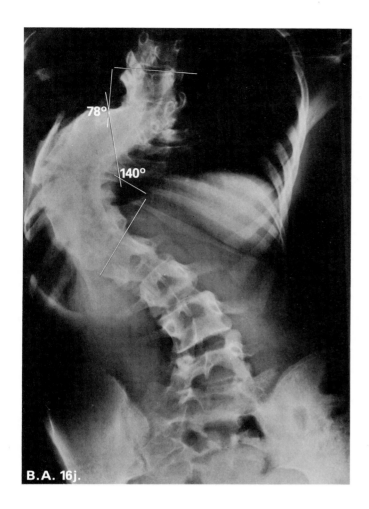

Abbildung 97. Skoliose bei komplexer Missbildung der Brustwirbelsäule, die von Geburt an kontrolliert, aber nicht weitergeleitet wurde und unbehandelt stark zunehmen konnte.

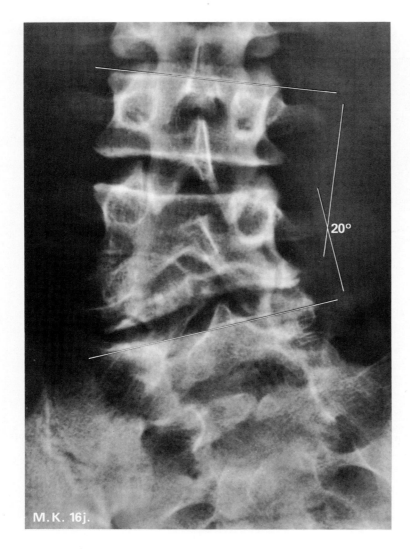

Abbildung 98. Lumbosakrale Missbildung mit Halbwirbel und einseitiger Knochenspange zwischen Querfortsatz und Massa lateralis. Die resultierende Skoliose ist gering, bewirkt aber einen leichten Beckenschiefstand, eine seitliche Dekompensation der Wirbelsäule und Kreuzschmerzen.

Missbildungen der Wirbelsäule sind häufig mit solchen anderer Organe vergesellschaftet. Gerade die des Herzens und der Nieren müssen vor einer Operation erkannt sein.

c) Diastematomyelie

In einer Minderzahl von Missbildungsskoliosen sind auch Rückenmarkkanal und Rückenmark beteiligt, nämlich gespalten und getrennt durch einen zentralen Sporn, der rein bindegewebig, knorpelig oder knöchern sein kann. Dieser Trennpfeiler wird vereinzelt, auf einen Wirbel beschränkt, aber auch in längerer Ausdehnung oder in der Mehrzahl vorgefunden. Bei der Wachstumsverlängerung der Wirbelsäule und vor allem bei einer operativen Kurvenkorrektur kann das Rückenmark nicht mehr nach kranial ausweichen und es können Lähmungen auftreten. Röntgenologisch ist der Abstand der Bogenwurzeln vergrössert, ein Knochensporn eventuell sichtbar (Abbil-

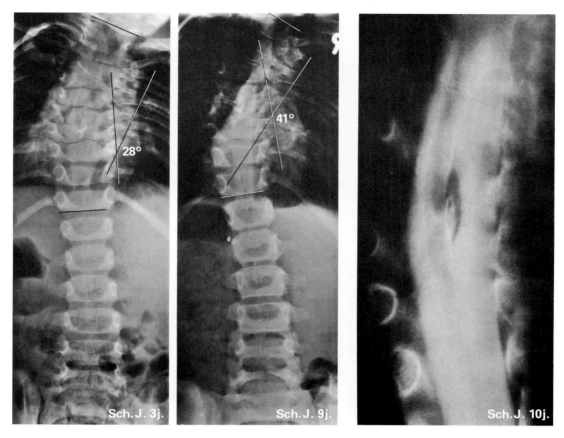

Abbildung 99. Langsam progrediente thorakale Missbildungsskoliose bei unvollständigen Blockwirbeln und Rippensynostosen. Bereits die Leeraufnahmen zeigen eine Erweiterung des Rückenmarkkanals mit grossem Abstand der Bogenwurzeln und im Zentrum einen Knochensporn. Myelographisch ist die Diastematomyelie eindeutig.

dung 99). Die Diagnose wird myelographisch gestellt, der Sporn bei Lähmungserscheinungen neuro-chirurgisch abgetragen. Dies muss auch vor einer Skoliosekorrektur erfolgen. Die Laminektomie soll in jedem Fall zur Verhütung einer Kyphosierung verspant werden.

5.4. Neurofibromatose

Mit der Reklinghausenschen Krankheit ist gelegentlich eine Skoliose vergesellschaftet, die den idiopathischen Formen gleicht und sich ebenso verhält. Hievon sind die eigentlichen und bösartigen Neurofibromatosekurven zu trennen. Die Wirbel sind dystrophisch gebaut mit starker Keilform, die Rippen teilweise dysplastisch dünn. Sie nähern sich konvergierend dem Kurvenscheitel wie die Beine einer Spinne. Die Kurven liegen meist thorakal und sind scharfwinklig kurzbogig, häufig auch kyphotisch (Abbildungen 100 und 101). Sie nehmen in der Regel sehr stark und über den Wachs-

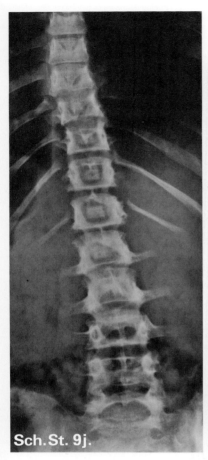
Sch. St. 9j.

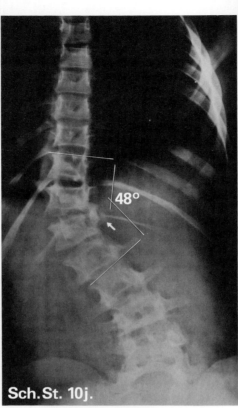
Sch. St. 10j.

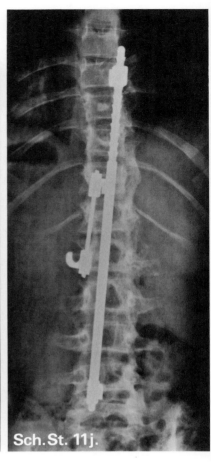
Sch. St. 11j.

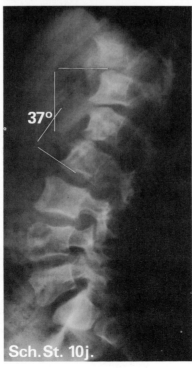
Sch. St. 10j.

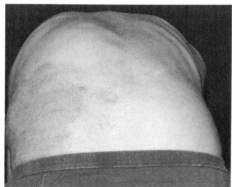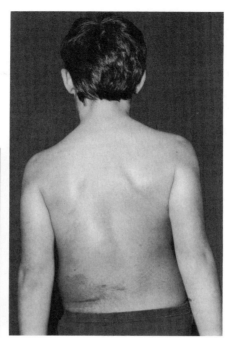

Abbildung 101. Patient der Abb. 100 mit M. v. Recklinghausen, ausgedehnten Café-au-lait-Flecken und links thorakal Neurofibromknäueln.

tumsabschluss hinaus zu und können – als Kyphoskoliosen – zu einer Paraplegie führen. Es muss auch an die Möglichkeit eines fibromatösen Knotens im Bereich des Rückenmarkes gedacht und bei Verdacht (aufgetriebenes Foramen intervertebrale) eine Myelographie durchgeführt werden.

5.5 Osteogenesis imperfecta

Bei dieser Knochenkrankheit treten Skoliosen in mehr als der Hälfte der Fälle auf, wobei schwerer betroffene Patienten mit verformten Extremitäten auch zu sehr progredienten Skoliosen neigen (Abbildung 102). Als Ursache der Skoliose werden nicht nur die Knochenschwäche mit Frakturen und Verletzungen der Wachstumsfuge, sondern auch mögliche Veränderungen der Bandscheiben genannt.

◁ Abbildung 100. Morbus von Recklinghausen mit rasch progredienter knickartiger Kyphoskoliose throako-lumbal. Dysplastische Rippe und vergrösserter Gelenkfortsatz Th 12 rechts. Der Rumpf ist seitlich stark dekompensiert und weist links grossflächige Café-au-lait-Flecken auf. Hier wurden bei der Korrekturspondylodese sehr ausgedehnte bis bleistiftdicke Neurofibromknäuel aus dem Erector trunci, zwischen Wirbeln und Rippen entfernt.

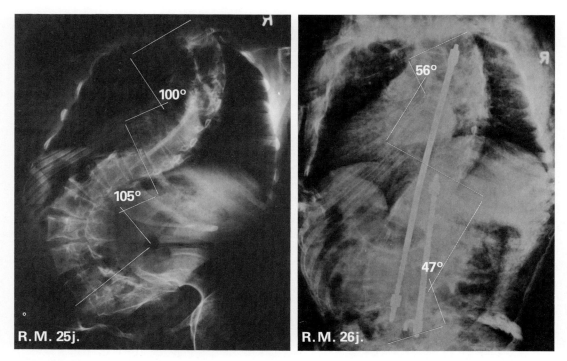

Abbildung 102. Osteogenesis imperfekta mit stark deformierten Beinen und schwerer Skoliose. Die Kurven wurden nach zweiwöchiger Extension mit Harringtonstäben aufgerichtet und verspant.

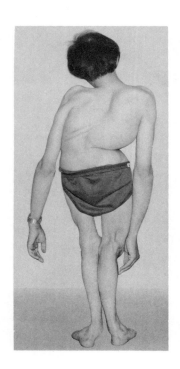

Abbildung 103. Rückenansicht des Patienten der Abb. 102.

Abbildung 104. 16jähriges Mädchen mit Skoliose und rechtslumbaler Fett- und Muskelhypoplasie nach ▷ Röntgenbestrahlung.
Im Alter von 5 Jahren wurde wegen Wilms-Tumor rechts nephrektomiert und bestrahlt.
Die Körperasymmetrie ist weit ausgeprägter als dem Skoliosegrad entsprechen würde.

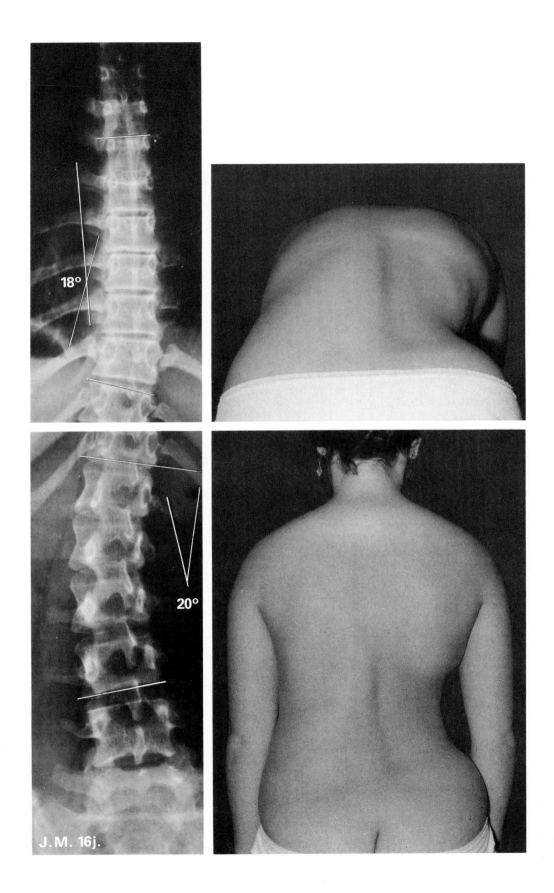

5.6 Iatrogene Skoliosen

Ärztliche Massnahmen, die eine Kyphose bewirken (Bestrahlung, Operation an oder in Nähe der Wirbelsäule) können auch zu einer Skoliose führen (Abbildungen 104 und 117). Sogenannte *Narbenskoliosen* entstehen nach grösseren Operationswunden – Thorakotomien, Lumbotomien – oder nach Verbrennungen durch einseitigen Narbenzug. Neben der Skoliosebehandlung ist allenfalls eine Narbenkorrektur angezeigt.

6. Behandlung der idiopathischen Skoliose

Die Kyphosebehandlung hat sich abgeleitet aus den bei der Skoliose gewonnenen Erfahrungen und viel des dort bereits Angeführten gilt hier ebenso. Gymnastik allein kann auch eine Skoliose im Wachstum weder aufhalten noch rückgängig machen (siehe Abbildung 85).

Leichte und flexible Kurven werden bei vorhandenem Restwachstum im Korsett gehalten, ausgeprägte Skoliosen aber operativ aufgerichtet und verspant.

6.1 Korsettbehandlung

Für die Korrektur von Skoliosen verwende ich das Milwaukee- und das Boston-Korsett. Diese sind mit dorsolateralen Pelotten versehen, je nach Lokalisation Nackenpolster, Schulterring, Thoraxpolster und Lendenpolster (Abbildung 105).

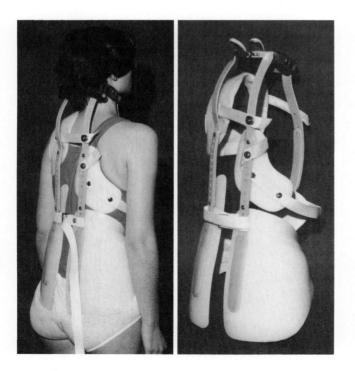

Abbildung 105. Boston-Korsett bei rechtsthorakaler Skoliose, die mit ihren Nebenkurven von dorsal durch Thoraxpolster rechts, Schulterring und Lendenpolster links aufgebogen und derotiert wird.

Beim täglichen Turnprogramm biegt der Patient sich aktiv von jedem Polster weg. Dies mobilisiert und verbessert die Kurven. Ferner übt er einen «Katzenbuckel» im Korsett und korrigiert so die Rotation: Rippen- und Lendenbuckel werden in der Bewegung durch die Polster aufgehalten, das gegenüber liegende Rippen- und Lendental dagegen füllt sich auf.

a) Dauer der Korsettbehandlung

Die Behandlung muss in der Regel bis zum Wachstumsabschluss erfolgen. Der Abbau geschieht dann wie bei einer Kyphose, zunächst tagsüber langsam zunehmend über mehrere Monate hin. Nachts soll das Korsett noch länger – wenigstens 1 Jahr – getragen werden, um die Korrekturverluste zu vermindern.

Wurde bei Patienten unter 10 Jahren die Kurve deutlich unter 15° korrigiert, kann das Korsett in diesem Alter tagsüber versuchsweise länger ausgezogen werden. Korrekturverluste über 3° zwingen wieder zum vollen Korsettgebrauch.

Für die Korsettbehandlung ist die Zeit des pubertären Wachstumsschubes besonders kritisch. Während dieser Periode soll das Korsett in jedem Fall während 23 Stunden täglich getragen werden. Kurven die vorher günstig auf die Korsettbehandlung ansprachen, können sich in dieser Zeit verschlechtern und machen dann eventuell eine operative Korrektur notwendig. In diesem Alter kann auch einmal grösserer Widerstand des Patienten gegen das Korsett auftreten und eine wirksame Behandlung verunmöglichen.

b) Wirksamkeit des Korsetts

Es hat sich immer mehr gezeigt, dass mit dem Milwaukee-Korsett die Progredienz aufgehalten wird, eine wesentliche definitive Korrektur aber als zusätzliches Geschenk angesehen werden muss. In 80% der Fälle geht eine im Korsett erzielte Korrektur nach der Behandlung wieder verloren. Dies bezieht sich auf den Röntgenbefund. Die Erscheinung des Patienten wird dank dem Pelottendruck gegen Rippenbuckel und Lendenwulst meist dauerhaft verbessert. Eine bleibende Korrektur der Skoliose ist zu erwarten, wenn im Korsett eine Aufrichtung über 50% des ursprünglichen Kurvenwertes gelingt (Abbildung 106). Die mögliche Korrektur wird meistens im ersten Jahr erreicht. Beträgt diese weniger als 50%, muss man entscheiden, ob die ursprüngliche Kurve als solche akzeptiert und die Korsettbehandlung fortgeführt oder doch operiert werden soll (CARR). Vor dem 10. Lebensjahr sind die Kurven in der Regel noch sehr locker und man kann auch dank der langen Wachstumsreserve eher grosse Korrekturen erwarten. In der Pubertät dagegen werden selten Korrekturen über 50% erzielt.

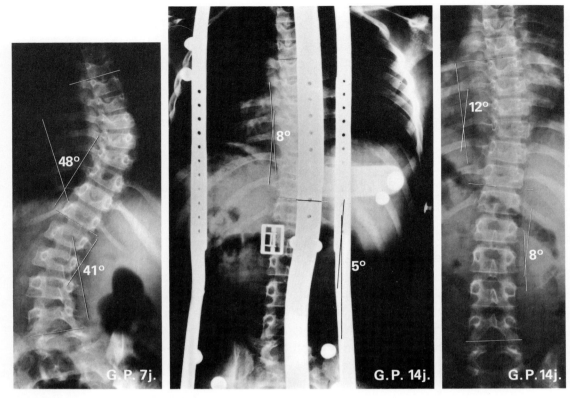

Abbildung 106. Idiopathische Skoliose, die seit dem 7. Lebensjahr im Milwaukee-Korsett behandelt wurde. Dank weitgehender Korrektur musste das Korsett vorübergehend nur noch nachts getragen werden.

c) *Boston-Korsett*

Es bleibt abzuwarten, ob das Boston-Korsett günstigere Ergebnisse bringt. Bei thorako-lumbalen und lumbalen Kurven sind die Korrekturen deutlich besser. Im Milwaukee-Korsett kann der Patient dem Lendenpolster durch vermehrte Lordosierung leicht ausweichen. Dies ist im Boston-Korsett nicht möglich, das ja die Lendenlordose fast ausgleicht. Es derotiert zudem weit mehr, da auf Höhe jeder Kurve nicht nur dorsal sondern gleichzeitig auch ventral ein Polster wirkt (Abbildung 107). Bei Kurven mit Scheitel unter Th 10 kann das Boston-Korsett zudem ohne Milwaukee-Aufsatz verwendet werden. Dies bedeutet für die Patienten eine erhebliche Erleichterung.

d) *Indikation zur Korsettbehandlung*

Die *Indikation zur Korsettbehandlung* ist bei nachgewiesener Progredienz einer idiopathischen Skoliose schon ab 15°, bei über 10 Jährigen eventuell auch ohne Kontrolle der Progredienz ab 20° gegeben. Wir wissen heute, dass Kurven bis zu 30° nicht immer zunehmen. Die Lockerung der Indikation würde aber bei den meisten Patienten eine Progredienz zulassen, die eventuell im Korsett vorübergehend, aber selten dauerhaft wieder auszugleichen wäre.

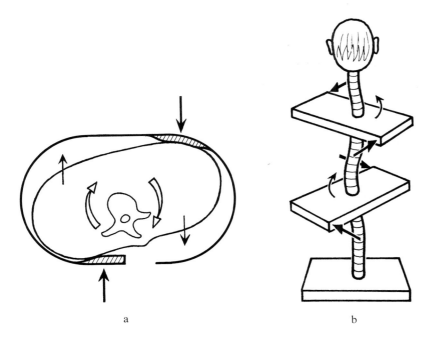

Abbildung 107. Wirkungsweise des Boston-Korsettes:
a Auf Höhe jeder Skoliosekrümmung drückt konvexseitig dorsal, konkavseitig ventral ein Polster und derotiert den Rumpf in dieser Etage.
b Als Gegenhalt dienen die Polster der angrenzenden Etagen, die entsprechend dem alternierenden Skolioseaufbau gegenseitig angebracht werden.

Kurven über 40° sind wenig geeignet für die Korsettbehandlung; ab 50° wird das Korsett weitgehend unwirksam. Aus diesem Grund ist bei Adoleszenten die Verspanung thorakaler Kurven ab 40°, solche der Lendenwirbelsäule mit ihrer nützlichen Beweglichkeit ab 50° indiziert.

Voraussetzung für eine aussichtsvolle Korsettbehandlung sind einsichtige Eltern und ein kooperativer Patient, da schon Kleinigkeiten (ungenügendes Anziehen der Pelotten, vermindertes Tragen des Korsetts) einen möglichen Erfolg zunichte machen. Günstig sind langbogige, flexible Kurven, deren Krümmung noch vorwiegend von den Bandscheiben und nicht von keilförmig deformierten Wirbeln herrührt.

Das Alter des Patienten ist für die Indikationsstellung wichtig. Vor dem 10. Lebensjahr wird ungern operiert und das Korsett oft auch bei wenig geeigneten Fällen als Überbrückungsmassnahme bis zum Erreichen des Operationsalters verordnet (siehe Abbildung 88). Ist dieses erreicht und noch eine mehrjährige Wachstumsreserve vorhanden, so stellt bei Kurven im Grenzbereich von thorakal etwa 40° eine Operation nicht nur die wirksamere, sondern auch weitaus kürzere Behandlung dar. Umgekehrt ist im Grenzbereich das Korsett günstiger, wenn bei wenig Restwachstum und kosmetisch akzeptabler Kurve vor allem die weitere Progredienz verhindert werden soll.

Doppelkurven entstellen wenig und verlangen operativ meist eine sehr ausgedehnte Spondylodese. Sie werden also eher noch im Korsett behandelt. Umgekehrt sind Einzelkurven stärker deformierend und günstiger zu operieren. Hochthorakale Kurven werden im Korsett nur gering beeinflusst und daher eher operiert. Lumbal wird die Beweglichkeit möglichst erhalten und also im Korsett behandelt.

6.2 Hormonbehandlung

Nachdem die Kurvenprogredienz parallel zum Wirbelsäulenwachstum erfolgt, ist es naheliegend, sie durch hormonelle Wachstumsbremsung aufzuhalten (NEUGEBAUER). Speziell sind hierfür grosse Patienten geeignet. Man verordnet – bei Mädchen zyklusgerecht – Sexualhormone. So wird das Wachstum vorzeitig beendet und die Zeit der Korsettbehandlung verkürzt. Die Grösseneinbusse ist dann gering, wenn die Hormonbehandlung erst nach Abschluss des Beinlängenwachstums erfolgt und nur das Restwachstum der Wirbelsäule vermindert (siehe Tabelle III).

Tabelle III. Verbleibendes Restwachstum des Rumpfes (modifiziert nach M. Anderson, et al.).
Der Tabelle liegt eine Verlaufsstudie der Sitzgrössen gesunder amerikanischer Jugendlicher zugrunde. Die Steilheit der Kurve entspricht der Wachstumsgeschwindigkeit.
Bei Skoliosen sind die Werte geringer, da ein Teil des Längenwachstums in die Krümmung hinein erfolgt. Eine Spondylodese blockiert jeweils nur das Wachstum des verspanten Rückenteils.

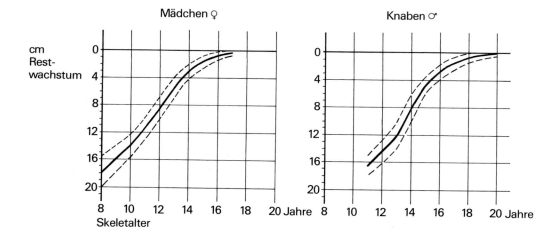

6.3 Operative Behandlung

Jede Skolioseoperation hat zwei Ziele, nämlich eine bestmögliche Aufrichtung der Kurve und die Verwandlung der beweglichen, in der Jugend noch zunehmenden Verkrümmung in einen starren Knochenstab. Erst die knöcherne Versteifung verleiht der Korrektur Dauerhaftigkeit.

a) Operation nach HARRINGTON

Das heute klassische Verfahren ist die Operation nach HARRINGTON. Von einem dorsalen Zugang aus erfolgt die Korrektur durch Einbau von Metallstäben (Abbildung

108). Die Konkavseite wird mit einem Distraktionsstab gestreckt, die Konvexseite mit einer Kompressionsstange zusammengezogen. Beides zugleich wirkt auch derotierend. Die Stäbe befestigt man mit Haken an den Wirbelbögen, den Wirbelgelenken oder den Querfortsätzen. Der korrigierte Bezirk wird mittels Anfrischen der dorsalen Wirbelelemente, Ausmeiselung der Gelenke und Anlagerung autologer Knochenspäne versteift. Soll ein dauerhaftes Alignement der ganzen Wirbelsäule erzielt werden, müssen die Spanenden in den Bereich der stabilen Zone von Harrington zu liegen kommen (Abbildung 109). Die Versteifung hat sich zumindest über die ganze Hauptkurve zu erstrecken, über Nebenkurven höchstens dann, wenn diese stärker fixiert

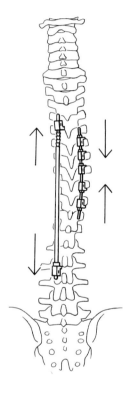

Abbildung 108. Harrington-Methode, bei der eine Skoliosekurve konkavseitig gestreckt, konvexseitig zusammengezogen und durch beides auch derotiert wird.

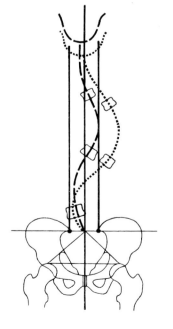

Abbildung 109. Nach Harrington wird operativ dann ein stabiles Allignement der Wirbelsäule erreicht, wenn die Spanenden in einer senkrecht über dem Becken stehenden, durch die Lumbosakralgelenke begrenzten Zone liegen.

sind. Hochthorakale Ausgleichskurven werden früh rigid und bei grösserem Ausmass deshalb gerne in Korrektur und Verspanung einbezogen. Umgekehrt spart man – ohne das Resultat zu gefährden – in der Lendenwirbelsäule mit jedem Segment, um hier möglichst viel der funktionell wichtigen Beweglichkeit zu erhalten.

b) Auswirkung der Spondylodese

Ein verspanter Rückenabschnitt ist nicht nur steif, er wächst auch nicht mehr. Diese Nachteile dürfen nicht überwertet werden: Eine Skoliose wird auch unbehandelt zunehmend rigid. Es kann dies als Schutzmechanismus des Körpers angesehen werden.

Der potentielle Grössenverlust (Tabelle III) wird durch die operative Korrektur meist mehr als wettgemacht. Die Verlängerung hierbei beträgt gewöhnlich einige Zentimeter. Ausserdem ist ein verkürzter Rumpf kosmetisch weitaus günstiger als ein verkrümmter.

c) Präoperative Extension

Bewegliche idiopathische Skoliosen unter 80° kann man ohne Vorbehandlung operieren. Hochgradige, rigide Kurven, auch solche mit schwacher Knochenstruktur (Lähmungskurven, Osteogenesis imperfecta) werden präoperativ meist für 2–3 Wochen gestreckt. Dies soll nicht nur die Korrektur verbessern, sondern auch das Risiko einer Lähmung oder eines Hakenausrisses vermindern. Zur Extension wird üblicherweise ein Metallreif, der «Halo» mit 4 Metallspitzen am Schädel befestigt. Der Gegenzug erfolgt entweder im Rollstuhl sitzend durch die Schwerkraft (Abbildung 110) oder im Bett durch Oberschenkel-Steinmann-Nägel oder Beckengurte (Abbildung 111). Am Becken kann ebenfalls ein Ring mit Spiessen durch die Beckenschaufeln starr befestigt werden. Bei diesem Halo-Beckenzug werden Kopf- und Beckenring mit starren Distraktionsstäben verbunden. Dieses Verfahren bleibt wegen Aufwand und Risiko reserviert für Fälle mit instabiler Wirbelsäule, die gleichzeitig mit der Distraktion auch eine Fixation benötigen.

d) Postoperative Entlastung

Postoperativ wird, nach Einbau von Harrington-Stäben, für etwa 10 Monate ein Korsett notwendig. Erst nach dieser Zeit ist die Spanmasse für Alltagsbelastungen ausreichend stabil. Sport darf frühestens nach zwei Jahren ausgeübt werden. Im dritten Jahr hat der Span endlich eine normale Knochenstruktur mit Kortikalis und Spongiosa ausgebildet.

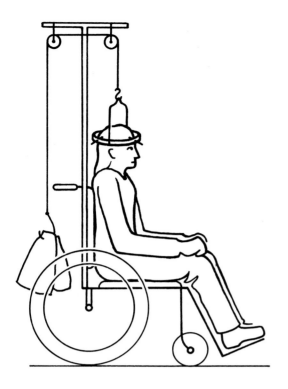

Abbildung 110. Halo-Extension im Rollstuhl.

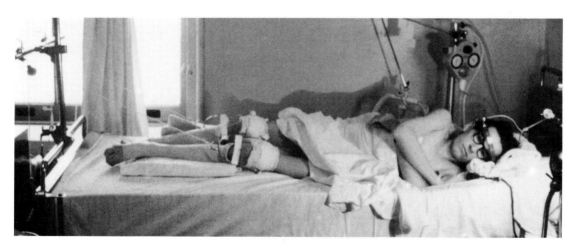

Abbildung 111. Halo-femorale-Extension.

e) Operationsalter

Das beste Operationsalter liegt zwischen 12 und 18 Jahren. Nach früher Verspanung bei starker Kurve kann es durch die deformierende Wachstumskraft zu Spanumbau und Spanverkrümmung kommen. Ausserdem bleibt der Rumpf kleiner. Im Erwachsenenalter werden Korrekturen vor allem wegen der Kurvenrigidität schwieriger und riskanter.

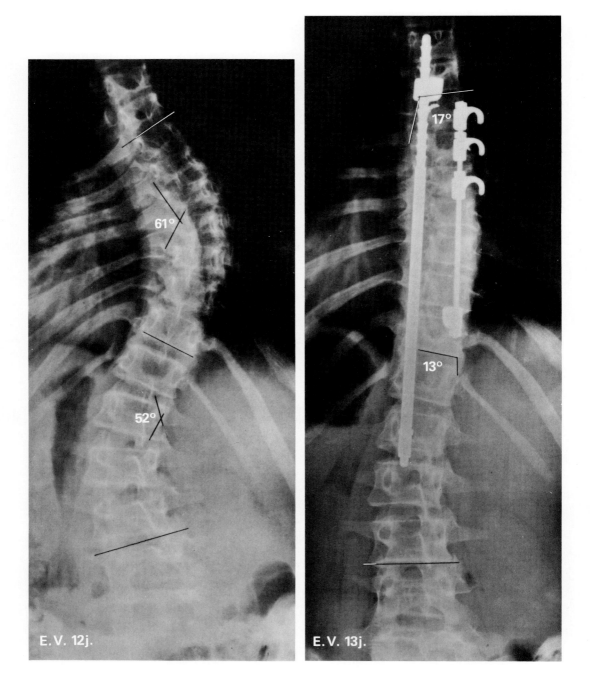

Abbildung 112. Thorakale Skoliose vor und nach Harringtonspondylodese. Ist die Kurve wie in diesem Fall nicht zu fortgeschritten, so lässt sich die Körperdeformierung noch gut korrigieren.

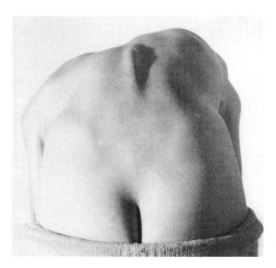
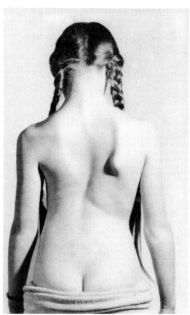

vor der Operation

nach der Operation

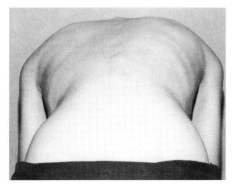
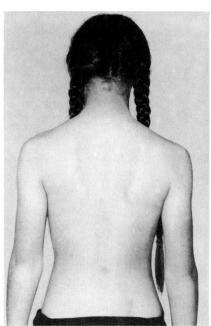

f) Ergebnisse

Mit dieser Technik sind bei idiopathischen Skoliosen – auf die sich die bisherigen Angaben bezogen – Korrekturen von durchschnittlich über 50% zu erzielen (Abbildung 112, siehe auch Abbildung 88). Pseudarthrosen sind hier selten, bei Lähmungskurven, Neurofibromatosen und Operationen im Erwachsenenalter häufiger.

Allgemein wird mit der operativen Therapie – die ja schwerwiegendere Skoliosen betrifft – die Lebensqualität der Patienten verbessert: in einer Studie von LEATHERMAN sind von 66 Frauen 12 bis 31 Jahre nach Skolioseverspanung 58 verheiratet und haben durchschnittlich 2 Kinder. 30 geben Rückenschmerzen «etwa einmal monatlich», niemand tägliche Beschwerden an. Drei Viertel der Frauen mit idiopathischer Skoliose fühlen sich in jeder Beziehung voll leistungsfähig.

g) Rückenmarkschädigung

Die gefürchtetste Komplikation der Skoliosebehandlung ist die Paraplegie. Eine Rückenmarkslähmung trat nach der Statistik der Scoliosis Research Society 1976 unter 4500 Operierten in 0,5% der Fälle auf. Ein Grossteil war reversibel. Gefährdet sind vorwiegend Patienten mit Missbildungsskoliosen, schweren Kurven und Operation im Erwachsenenalter, ganz besonders mit Kyphoskoliosen (Neurofibromatose) oder Kyphosen. Bei der Aufrichtung von Missbildungskyphosen traten Paraplegien in 3,5% der Fälle auf.

Die Paraparese ist fast immer Folge einer Zirkulationsstörung durch übermässige Extension der Kurve und damit auch der Arteria spinalis anterior (Abbildung 113, siehe auch Abbildung 119). In dieser Situation muss die Korrektur so rasch wie möglich – innerhalb einer Stunde – vermindert und dem Rückenmark die grösstmögliche Erholungschance gegeben werden. Deshalb lässt man Patienten nach erfolgter Korrektur intraoperativ kurz aufwachen und die Füsse bewegen und beginnt neuerdings während der Operation zur Kontrolle elektrische Potentiale über das Rückenmark abzuleiten (Spinal Monitoring). Allerdings können Lähmungen verzögert und noch postoperativ auftreten.

h) Operation nach DWYER

Seit einigen Jahren hat in der operativen Skoliosebehandlung auch ein ventrales Vorgehen, die Operation nach DWYER, Bedeutung erlangt. Hierbei reseziert man im Bereich der skoliotischen Kurve die Bandscheiben und schafft so Platz und Beweglichkeit für eine sehr gute Korrektur (Abbildung 114). Diese und die Fixation erfolgen

---

Abbildung 114. Lumbale Skoliose, die in Hongkong (Prof. Hodgson) zunächst nach Harrington aufgerichtet und dann, unter Wiederausbau des Harringtonstabes, mit der Dwyertechnik deutlich mehr korrigiert wurde.

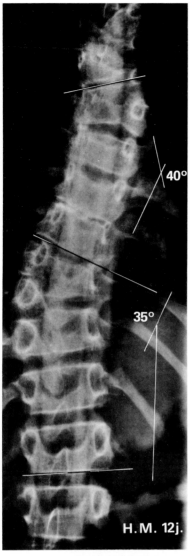

Abbildung 113. Myelographie bei Missbildungsskoliose. Das Rückenmark verläuft gestreckt entlang der Konkavseite der Kurven, ist also weniger «gefaltet» als die Wirbelsäule und kann daher mit seinen Gefässen bei der Harringtondistraktion überdehnt werden. Diese Gefahr ist bei den ventralen Verfahren nach Dwyer und Zielke nicht vorhanden, da die Korrektur durch Verkürzung der Wirbelsäule, d.h. der Kurvenkonvexität erfolgt.

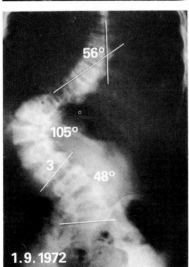
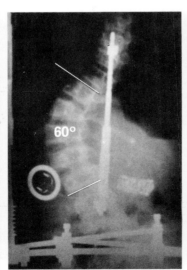
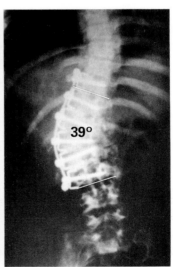

durch Einbau eines Titaniumkabels an der Konvexseite der Kurve. Durch Spannen des Kabels werden die Intervertebralspatien geschlossen (Abbildung 115). Dank der Führung der hinteren Wirbelelemente erfolgt gleichzeitig eine Derotation. Durch die Art der Korrektur wirkt die Methode auch kyphosierend. Dies ist nur bei zu starker Lordose erwünscht (Abbildung 116).

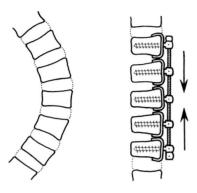

Abbildung 115. Die Dwyer-Technik korrigiert eine Skoliose durch Verkürzung der Kurvenkonvexität. Ein Titaniumkabel wird mit Schrauben am Wirbel fixiert. Die Schrauben sind im Knochen durch zusätzliche Agraffen gegen ein seitliches Abweichen gesichert.

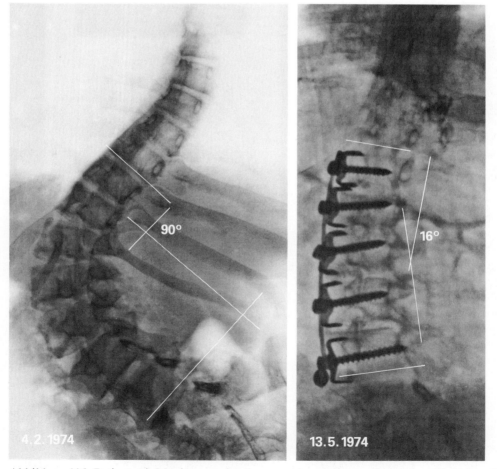

Abbildung 116. Patient mit Meningomyelozele vor und nach Dwyer-Operation. Nicht nur die Skoliose, sondern auch die Hyperlordose wurden deutlich gebessert.

i) ZIELKE-Technik

Bei einem neuen ZIELKE-Verfahren, einer Weiterentwicklung der DWYER-Technik mit Verbesserung der Schrauben, Verwendung einer Gewindestange anstelle des Kabels, kann mit Hilfe eines Derotators die Rotation ausgiebiger korrigiert und der Lordose- resp. Kyphosegrad frei eingestellt werden, so dass der Nachteil einer zwangsläufigen Kyphosierung dahinfällt (siehe Abbildung 117).

j) Indikation für ein ventrales Vorgehen

Vor dem 10. Lebensjahr sollten DWYER- oder ZIELKE-Technik wegen schwacher Verankerung in den noch kleinen Wirbeln möglichst nicht verwendet werden. Im Bereich der Brustwirbelsäule sind wegen des starren Brustkorbes und der schmalen Intervertebralspatien die Korrekturen geringer, so dass ein ventrales Vorgehen bei thorakalen Kurven nur ausnahmsweise einen Vorteil bringt.
Die DWYER- oder ZIELKE-Methode ist absolut indiziert bei Meningomyelozelen, wo die hinteren Wirbelelemente fehlen, so dass die Harrington-Methode zur Skoliosekorrektur nicht anwendbar ist.

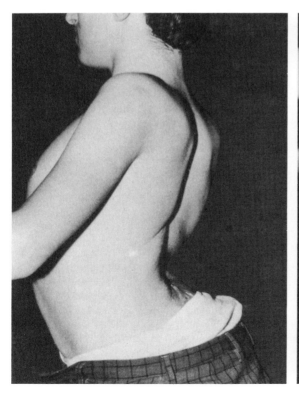
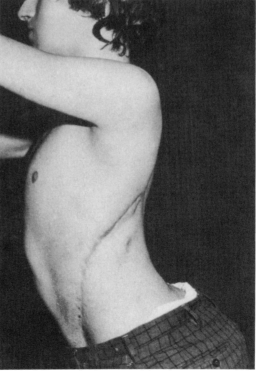

Das ventrale Vorgehen wird ebenfalls bei thorako-lumbaler und lumbaler Lähmungskurve gebraucht, die häufig mit einer Hyperlordose vergesellschaftet sind. Ausserdem neigen Lähmungskurven zu Pseudarthrosen, und die ventrale Operation wird gerne 2 – 3 Wochen später durch eine meist ausgedehnte Harrington-Spondylodese ergänzt (Abbildung 117).

Auch bei der DWYER- oder ZIELKE-Technik muss grundsätzlich die ganze Hauptkurve versteift werden, doch können bei Skoliosen mit guter Kurvenbeweglichkeit und der Möglichkeit einer relativen Überkorrektur am unteren Kurvenende mit der ventralen Technik ein bis zwei Segmente gegenüber der Harrington Methode gespart

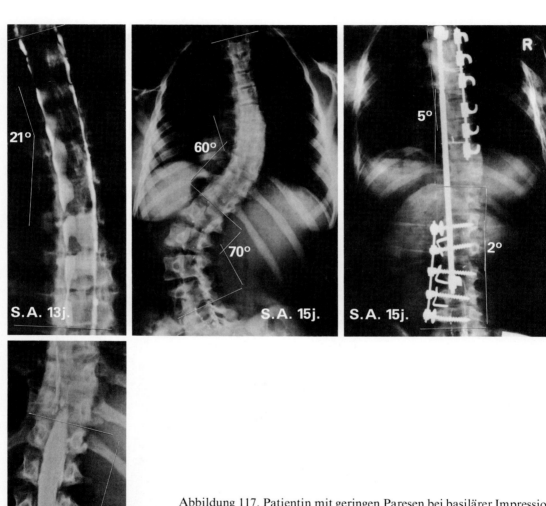

Abbildung 117. Patientin mit geringen Paresen bei basilärer Impression und Hydromyelie. Deshalb 13jährig breite Laminektomie Th 12 bis L 3 und terminale Ventrikulostomie. Die damals leichte Skoliose nahm unkontrolliert in der Folgezeit stark zu. 15jährig wurde nach Vorextension zunächst im laminektomierten Lumbalbereich nach Zielke korrigiert und zwei Wochen später von dorsal ausgedehnt nach Harrington verspant.

werden. Sind also auf Funktionsröntgenbildern ein oder sogar zwei distale Kurvensegmente beidseits aufklappbar, ergibt sich auch bei idiopathischer thorako-lumbaler oder lumbaler Skoliose die Indikation für ein ventrales Vorgehen, da diese Segmente von ventral nicht versteift werden müssen und lumbal möglichst viel Beweglichkeit erhalten bleiben soll.

6.4 Behandlung der Lähmungsskoliosen

Der Behandlungsplan einer Lähmungsskoliose muss deren Prognose, die Lebenserwartung, die Lungenfunktion, den ungünstigen Effekt einer langen Ruhigstellung auf das Grundleiden und bei fehlender Sensibilität die Gefahr von Druckgeschwüren mitberücksichtigen.

a) Korsettbehandlung

Eine Korsettbehandlung ist im Frühstadium der Erkrankung und in jungem Alter angezeigt, doch nehmen die Kurven auch bei exakter Schienung gerne zu. Die Lungenfunktion ist bei Lähmungen fast immer beeinträchtigt und im Korsett wird auch eine regelmässige Atemgymnastik notwendig.

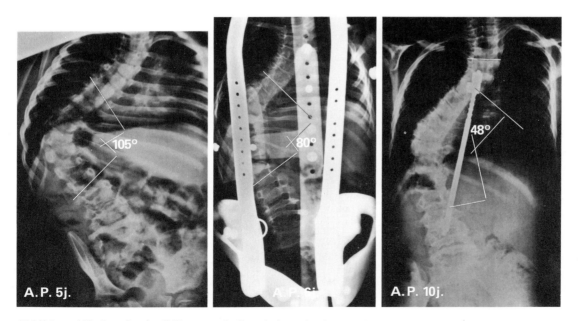

Abbildung 118. Langbogige Lähmungsskoliose bei cerebraler Paralyse. Der Patient trug vom 5. bis zum 9. Lebensjahr ein Milwaukee-Korsett und wurde dann im Anschluss an eine zweiwöchige Vorextension nach Harrington operiert. Die Spanmasse reicht von Th 3 bis L 3.

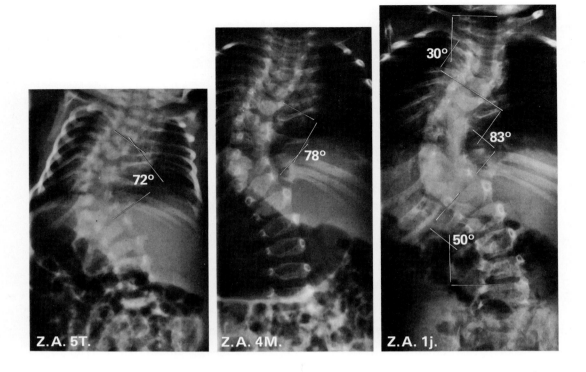

Abbildung 119. Kyphoskoliose bei komplexer Missbildung der Brustwirbelsäule und Rippensynostosen. Das Mädchen trug ab Gehbeginn ein Milwaukee-Korsett. Wegen leichter Kurvenprogredienz wurde 5jährig nach Haloextension eine Harrington-Spondylodese (der gesamten missgebildeten Region und distal bis L3) durchgeführt. Wegen hochgradiger Rigidität war im missgebildeten Abschnitt nur eine geringe Korrektur möglich. Eine stärkere Aufrichtung hätte bei der Abknickung des Rückenmarks am Scheitel der Kyphoskoliose auch eine erhöhte Lähmungsgefahr mit sich gebracht.

b) Operative Behandlung

Die definitive Behandlung muss wegen Kurvenprogredienz und Rumpfschwäche meist operativ sein, wenn nötig im Alter unter 10 Jahren (Abbildung 118). Allgemein erfolgt die Verspanung sehr ausgedehnt. Wegen grösserem Pseudarthrosenrisiko, speziell bei lumbalen Kurven, werden gerne zwei Eingriffe durchgeführt, d.h. vordere und etwas später hintere Versteifung (siehe Abbildung 116), oder aber hintere Verspanung und einige Monate später hintere Revision und Verstärkung der Spanmasse.

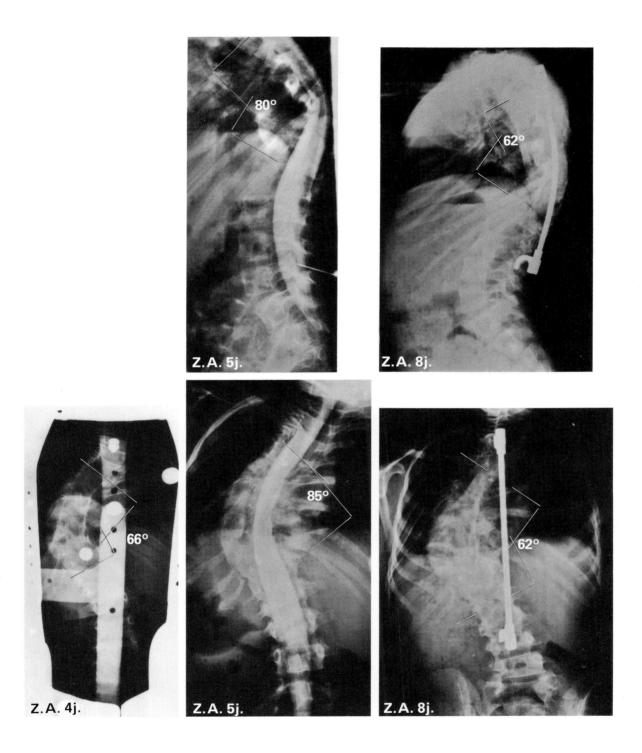

Beim Bestehen eines Beckenschiefstandes soll dessen Ursache klargestellt sein: ist er durch Lähmung der Rumpfmuskulatur bis zum Becken bedingt – Lendenkurve mit Einschluss des Beckens – so muss auch die Verspanung bis zum Sakrum erfolgen. Eine Ursache unterhalb des Beckens macht deren Ausschaltung, z.B. die operative Durchtrennung von Kontrakturen, notwendig.

Der Knochen ist bei Lähmungskurven oft porotisch. Die Implantate brechen gerne aus und sollen eine Korrektur möglichst nur halten, aber nicht erzielen. Deshalb ist bei Lähmungskurven oft eine präoperative Streckbehandlung angezeigt, doch soll diese möglichst kurz sein, um die Porose nicht zusätzlich zu verstärken. Postoperativ werden Gipse schlecht vertragen, so dass häufig zweischalige Kunststoffkorsette verordnet werden, die Hautkontrolle und Pflege ermöglichen.

Ist – auch bei schwerer Kurve – wegen ungünstig verlaufendem Grundleiden eine Operation nicht angezeigt, so soll der Patient in einem individuell angefertigten Korsett oder speziell angegossenem Rollstuhlsitz gehalten werden, um ihm ein grösstmögliches Mass an Aktivität zu erhalten und, soweit möglich, die Kurvenprogredienz aufzuhalten.

6.5 Behandlung der Missbildungsskoliosen

a) Korsettbehandlung

Mit dem Korsett lassen sich Missbildungsskoliosen am ehesten im Fortschreiten aufhalten, wenn sie einigermassen flexibel sind und ihr Scheitel aus normalen Wirbeln besteht, umso weniger jedoch, je rigider sie sind und je stärker der Kurvenscheitel selber missgebildet ist. Man benützt vor dem 10. Lebensjahr ein Milwaukeekorsett um den Zeitpunkt der Operation hinauszuzögern, sofern dies ohne Progredienz der Kurve möglich ist. Nach einer Operation wiederum wird die Wirbelsäule im Korsett gehalten, wenn es gilt eine Kurvenverlängerung zu verhüten.

b) Operative Behandlung

Die Behandlung der Missbildungsskoliose ist jedoch vorwiegend operativ. Eine Progredienz muss um jeden Preis aufgehalten werden und die Spondylodese auch schon weit vor dem 10. Lebensjahr erfolgen (Abbildung 119). Die Blockierung des Wachstums mit Verkürzung des Rumpfes wiegt nicht so schwer, da in einem missgebildeten Abschnitt das Wachstum ohnehin vermindert und vorwiegend in die Kurve hinein erfolgt, somit kaum verlängernd, sondern nur verkrümmend wirkt. Im jungen Alter soll die Spondylodese kurz auf den missgebildeten Bezirk beschränkt bleiben. Die besten Resultate gibt eine frühe und kurze Verspanung, kombiniert mit dem langen Tragen eins Korsetts. Wurde dieser Zeitpunkt verpasst, wird entsprechend den allgemeinen Regeln die ganze Hauptkurve verspant. Das operative Risiko steigt. Während der Operation ist eine übermässige Korrektur kaum möglich und wegen Lähmungsgefahr nicht erstrebenswert. Die Verkrümmung wird möglichst mit einer Extension vorkorrigiert. Je nach Situation sind zwei Eingriffe, eventuell Osteotomien von Knochenspangen oder Resektion von Halbwirbeln notwendig.

6.6 Behandlung der Skoliose bei Neurofibromatose

Eine progrediente Skoliose bei Neurofibromatose ist im Korsett nicht zu halten und muss – unabhängig vom Alter – so früh wie möglich verspant werden (siehe Abbildung 100). Hierbei gelten die Regeln der kongenitalen Skoliose. Bei einer ausgeprägten Kyphoskoliose sind vordere und hintere Spondylodesen notwendig. Mit alleiniger hinterer Spondylodese lässt sich die Kyphose oft nicht halten. Die Pseudarthrosenrate ist hoch.

6.7 Osteogenesis imperfecta

Eine Korsettbehandlung sollte nur vorübergehend zur Schienung von Wirbelfrakturen verwendet werden. Längerer Korsettgebrauch führt zu starken Brustkorbverformungen und kann die Kurvenprogredienz kaum aufhalten. Die heute allgemein empfohlene Behandlung ist die Operation nach Harrington (siehe Abbildung 102), wobei wegen leichtem Hakenausriss die Korrektur nicht forciert und ein kranialer Haken eventuell mit Knochenzement gesichert werden kann.

6.8 Meningomyelozele

Eine Korsettbehandlung ist bei Patienten mit Meningomyelozele – die eventuell auch Becken- Beinschienen tragen – erschwert, aber oft indiziert. Vom 10. Lebensjahr – eventuell früher – ist bei zunehmender Skoliose ab 40° die Operation angezeigt. Nach alleiniger dorsaler Verspanung waren Infekt- und Pseudarthrosenrate hoch. Bei Kombination von DWYER- oder ZIELKE-Technik und dorso-lateraler Verspanung mit Harringtonstäben bis zum Sakrum unter Vermeidung der medialen Narbenzone sind Komplikationen selten geworden (MAC EVEN et al., LINDBERG et al.). Postoperativ ist ein Zweischalenkorsett für 12 Monate, eventuell anfänglich auch mit Schienung der Beine nötig.

VII. Schlussbemerkungen

Operative Korrekturen von Kyphosen und Skoliosen stehen zweifelsohne dem Spezialisten zu. Auch die Korsettbehandlung ist delikat. Erfolg oder Misserfolg hängen von Kleinigkeiten ab. Eine geringe Polsteränderung zum Beispiel kann wesentliche Korrektur bewirken oder aber zunichte machen. Die Behandlung setzt ein aufeinander eingespieltes Team von Physiotherapeutin, Korsettbauer und Arzt voraus. Diese Bedingungen dürften nur am spezialisierten Zentrum gegeben sein. Bereits früh sollte die Beurteilung, ob eine Korrekturbehandlung nötig ist oder nicht, dem Spezialisten überlassen sein, der Möglichkeiten und Grenzen der Therapie und die Prognose einer Kurve eher einschätzen kann.

Literaturverzeichnis

Anderson, M.: Growth of the Normal Trunk in Boys and Girls During the Second Decade of Life. JBJS *47−A,* 1554, 1965.
Aufermaur, E.: Die Scheuermann'sche Adolzeszenten Kyphose. Der Orthopäde, Bd. 2, p. 153 − 161, 1973.
Balmer, G. A.: The Incidence and Treatment of Scoliosis in Cerebral Palsy. JBJS *52−B,* 134 − 137 (Feb.) 1970.
Bauer, R.: Die operative Behandlung der Skoliose. Huber, Bern/Stuttgart/Wien 1979.
Bergofsky, E. H.: Cardiopulmonary Failure in Kyphoscoliosis, Medicine (Baltimore) *38,* 263 − 317, 1959.
Blount, W. P., Moe, J. H.: The Milwaukee Brace. Williams & Wilkins, 1973.
Bradford, D. S., Moe, J. H., Montalvo, F., Winter, R. B.: Scheuermann's Kyphosis: Results of Surgical Treatment in Twenty-five Patients. JBJS *57−A,* 439, 1975.
Brocher J. E.: Die Prognose der Wirbelsäulenleiden. Thieme, 1973.
Brooks, H. L., Azeu, H. P., Gerberg, E., Brooks, R., Chan, L.: Scoliosis: A Prospective Epidemiologic Study. JBJS, *57−A,* 968 − 972 (Oct.) 1975.
Caro, C. G.: Pulmonary Function in Kyphoscoliosis. Thorax *16,* 282 − 296 (Sept.) 1967.
Carr, W. A., Moe, J. H., Winter, R. B., Longstein, J.: Long Term Follow-Up of Patients Treated with Milwaukee Brace. Paper, Joint Meeting Japanese and North American Scoliosis Societies Kyoto, 1977.
Clarisse, Ph.: Pronostic evolutif des scolioses idiopathiques mineures de 10° à 29°, en période des croissance. Thesis, Lyon 1974.
Collis, D. K., Ponseti, I. V.: Long term follow-up of patients with idiopathic scoliosis not treated surgically. JBJS, Surg *51−A,* 425, 1969.
Coonrad, R. W., Feierstein, M. S.: Progression of scoliosis in the adult. JBJS *58−A,* 156, 1976.
Cotrel, Y., Morel, G., Rey, J. C.: Le Traitement Orthopédique des Cyphoses structurales en cours de croissance. Rev. d. Rhumatisme. Bd. 8, p. 451 − 455, 1964.
Debrunner, H. U.: Das Kyphosometer, Z'schr. f. Orthop., Bd. 110, p. 389 − 392, 1972.
Drummond, D. S., Fowles, J. V., Ecoyer, S., Roy, L., Kerner, M.: Untreated scoliosis in the adult. JBJS *58−A,* 156, 1976.
Dwyer, A. F., Schafer, M. F.: Anterior Approach to Scoliosis, Results of Treatment in Fifty-one Cases. JBJS *56−B,* 218 − 224, 1974.
Goldstein, L. A.: Treatment of Idiopathic Scoliosis by Harrington. Instrumentation and Fusion. JBJS *51−A,* 209 − 222 (Mar.) 1969.
Güntz, E.: Die Kyhpose im Jugendalter. Wirbelsäule in Forschung u. Praxis, Bd. 2, 1957.
Hall, J. E.: The Anterior Approach to Spinal Deformities. Orthop. Clinics, of North Amer. *3,* 81 − 98, 1972.
Harrington, P. R.: The Management of Scoliosis by Spine Instrumentation, An Evaluation of More than 200 Cases. So. Med. J. *56,* 1367 − 1377 (Dec.) 1963.
Henke, G.: Ergebnisse von Korsettbehandlungen bei floridem Morbus Scheuermann und anderen juvenilen Kyphosen. Orthop. Praxis, XII. Jahrgang, p. 331 − 358, 1976.
Henke, G.: Modifizierte Spondylodese nach Harrington bei Spondylolisthesis. Orthop. Praxis, XI. Jahrgang, p. 262 − 264, 1971.
Henke, G.: Die operative Skoliosekorrektur nach Dwyer. Orthop. Praxis, XI. Jahrgang, p. 747 − 751, 1975.
Henke, G.: Skoliose. Therapeutische Umschau, Bd. 28, Heft 5, 1971.
Hepper, N. G., Beack, L. F., Fowler, W. S.: Relationship of Lung Volume to Height and Arm Span in Normal Subjects and in Patients with Spinal Deformity. Amer Rev. Resp. Dis. *91,* 356 − 362 (Mar.) 1965.
James, J. I. P.: Scoliosis. Livingstone, 1967.
Kalamchi, A., Yau, A. C., O'Brien, J. P., Hodgson, A. R.: Halo-Pelvic Distraction Apparatus, An Analysis of 150 Consecutive Patients. JBJS *58* (8), 1119 − 1125 (Dec.) 1976.
Larsen, E. H., Nordentaft, E. L.: Growth of the Epiphyses and Vertebrae, Acta Orthop. Scand. *32,* 210 − 217, 1962.
Leger, W.: Die Form der Wirbelsäule. Zschrft. f. Orthop. Beilageheft, Bd. 91a, 1959.
Letts, R.: The Influence of spinal curvature on Exercise capacitiy. Paper, Scoliosis Research Society meeting, 1977.

Low, W. D.: The Development of southern Chinese Girls with Adolescent idiopathic Scoliosis. Paper, Scoliosis Research Society, meeting, 1977.
Mac Even, G. D.: Operative Treatment of Scoliosis in Cerebral Palsy. Reconstr. surg. Traumatol. *13,* 58 – 67, 1972.
Mankin, H. J.: Cardiopulmonary Function in Mild and Moderate Idiopathic Scoliosis. JBJS *46 – A,* 53 – 62 (Jan.) 1964.
Matthiass, H. H.: Reifung und Entwicklung in ihren Beziehungen zu Leistungsstörungen des Haltungs- und Bewegungsapparates. Handbuch der Orthopädie, Bd. 1. Thieme, 1957.
Metha, M. H.: The Rib-Vertebra Angle in the Early Diagnosis Between Resolving and Progressive Infantile Scoliosis. JBJS *54 – B,* 230 – 244 (May) 1972.
Meyerding, H. W.: Spondylolisthesis, S.G.O. *54,* 371, 1932.
Moe, J. H.: The Treatment of Adolescent Kyphosis by Non-Operative and Operative Methods. Manitoba Med. Review *45,* 481 – 484, 1965.
Moe, J. H., Bradford, D. S., Montalvo, F. J., Winter, R. B.: Scheuermann's Cyphosis and roundback deformity, Results of Milwaukeebrace treatment. JBJS *56 – A,* 740 – 758, 1974.
Moe, J. H., Bradford, D. S., Montalvo, F. J., Winter, R. B.: Scheuermann's Cyphosis, Results of surgical treatment. JBJS *57 – A,* 439 – 449, 1975.
Moe, J. H.: Deformities of the Spine, A Manual on. Twin Cities Scoliosis Center, 1977.
Nachemson, A.: A Long Term Follow-up Study of Non-Treated Scoliosis, Acta. Orthop. (Scand.) *39,* 466 – 476, 1968.
Nash, C. L., Moe, J. H.: A Study of Vertebral Rotation. JBJS *51 – A,* 223 – 229 (Mar.) 1969.
Neugebauer, H.: Die Mieder-Hormon-Therapie bei idiopathischen Skoliosen. Wien. Klin. Wschr. *86*/11, 3 – 30, 1974.
Nickel, V. L., Perry, J., Garrett, A., Heppenstall, M.: The Halo. JBJS *50 – A,* 1400, 1968.
Nilsonne, U.: Long-Term Prognosis in Idiopathic Scoliosis. Acta. Orthop. (Scand.) *39,* 456 – 465, 1968.
O'Brien, J. P.: Halo Pelvic Traction. JBJS *53 – B,* 217 – 229 (May) 1971.
O'Brien, J. P., Dwyer, A. F., Hodgson, A. R.: Paralytic Pelvic Obliquity. JBJS *57 – A,* 626 – 631, 1975.
Ponseti, I. V., Pedrini, V., Wynne-Davies, R., Duval-Beaupere, G.: Pathogenesis of Scoliosis. Clinical Orthopedics *120,* 268 – 280, 1976.
Ponseti, I. V., Friedman, B.: Prognosis in idiopathic Scoliosis. JBJS *32 – A,* 381, 1950.
Rathke, Fr. W.: Pathogenese und Therapie der juvenilen Kyphose. Zschrft. f. Orthop. *102,* 16 – 31, 1970.
Ratschiller, U. P.: Vortrag Universität Bern 1979: Beeinflussung des dento-fazialen Systems durch die Skoliosebehandlung mit dem Milwaukee-Korsett.
Risser, J. C.: The Iliac Aphophysis: An Invaluable Sign in the Management of Scoliosis. Clinical Orthopedics *11,* 111 – 119, 1958.
Roaf, R.: The Basic Anatomy of Scoliosis. JBJS *48 – B,* 786 – 792, 1966.
Robin, G. C.: Scoliosis in the Elderly. Paper, Scoliosis Research Society, meeting, 1977.
Scheier, H.: Prognose und Behandlung der Skoliose, Thieme, 1967.
Shannon, D. C.: The Distribution of Abnormal Lung Function in Kyphoscoliosis. JBJS *52 – A,* 131 – 144 (Jan.) 1970.
Shannon, D. C.: Ventilation Perfusion Relationship Following Correction of Kyphoscoliosis. J. of Amer. Med. Assn. *217,* 579 – 584, 1971.
Stagnara, P., du Peloux, J., Fauchet, R.: Traitement Orthopedique Ambulatoire de la Maladie de Scheuermann en Periode d'Evolution. Revue de Chirurgie Orthopédique et Reparatrice de l'Appareil Moteur *52,* 585 – 600, 1966.
Taillard, W.: Die Spondylolisthesis, Die Wirbelsäule in Forschung u. Praxis, Bd. II, 1959.
Takemitsu, Y.: Incidence of Scoliosis in Japan by Mass Screening Examination of School Children, Paper, Joint Meeting Japanese and North American Scoliosis Societies, Kyoto, 1977.
Westgate, H. D.: Pulmonary Function in Kyphoscoliosis before and after Correction by Harrington Instrumentation Method. JBJS *51 – B,* 935 – 946 (July) 1969.
Willner, R., Nelsson, K. O., Bergstrand, G. G.: A Study of Growth Hormones and Somatomedin in Girls with Adolescent Idiopathic Scoliosis. JBJS *58 – A,* 155 (Jan.) 1976.
Winter, R. B.: Congenital Scoliosis, A Study of 234 Patients Treated und Untreated. Nat. Hist., JBJS *50 – A,* 1 – 15 (Jan.) 1968.
Winter, R. B., Haven, J., Moe, J. H., Lagaard, S.: Diastematomyelia and Congenital Spine Deformities. JBJS *56 – A,* 27 – 39, 1974.
Yamada, K.: Neuro-muscular and Neuro-humoral Approaches to the Etio-pathology of Idiopathic Scoliosis. Paper, Joint Meeting Japanese and North American Scoliosis Societies, Kyoto 1977.

Zielke, K., Pellin, B.: Das neurologische Risiko der Harrington-Operation, Arch. orthop. Unfallchir. *83*, 311–322, 1975.

Zielke, K.: Skoliose und Kyphose. Operative Behandlung vom vorderen Zugang, Die Wirbelsäule in Forschung und Praxis, Bd. 72. Hippokrates, Stuttgart 1977.

Sachregister

A

Adoleszente Skoliose 96
Atmung 91
Aufgerichtete Haltung 36
Aufwachtest 132

B

Bandscheiben 38, 71, 105, 132
Bauchpresse 40
Beckenkippung 25, 57
Beckenschiefstand 21, 87, 107, 109, 111, 140
Beckenkammapophyse 33
Beinverkürzung 21, 87
Blockwirbel 44, 110
Blutgasanalyse 105

C

C-förmige Skoliose 88, 107, 109, 110
Cobb-Methode 31
Collapsing-Spine 107

D

Deckplatten 50, 53, 90
Doppelkurve 92, 97, 100, 125
Druckgeschwüre 137

E

eosinophiles Granulom 55

F

Fischwirbel 47
Flèche-cervicale und lombaire 27
Flexionskontraktur 21, 25
Funktionsprüfung 24, 28

G

Gipskorsett 62, 63, 73, 85
Grössenverlust 128

H

Habituelle Haltung 36
Halo 128
Haltungsstörung 20, 87
Haltungstest nach Matthias 36
Hüftkontraktur 21, 87
Hüftluxation 57
Hypoxämie 104
Hysterie 88

I

infantile Skoliose 96
instabiler Bruch 53

J

juvenile Skoliose 96

K

Kehlpolster 66
Keilwirbel 43, 110, 141
Knochenaposition 38, 51, 62, 92
Knochenspange 110, 111
kompensatorische Krümmung 40, 92, 97, 107
Kompressionsbruch 53
Kontrapost 35
Korrekturverluste 66, 123
Korsettabbau 66
kosmetische Entstellung 92, 100

L

Laminektomie 52, 72, 117
Längsband, vorderes 89
Lehrlingsrücken 43
Lendenwulst 24
Lordose 15
lumbale Skoliose 100
Lungenrestriktion 105

M

Menarche 20
Messwert Brustwirbelkyphose 27
Mortalität 104
Muskeldystrophie 48, 57
Myotonie 48

N

Narbenskoliose 122
Neutralwirbel 29
normale Wirbelsäule 15, 71

O

Operationsalter 125
Osteoblastom 56

P

Paraplegie 43, 72, 76, 110, 119, 132
Porose 140
Postural-Skoliose 88
Pseudarthrosen 132, 138, 141
pubertärer Wachstumsschub 16, 50, 96

R

Rigidität 50, 62, 92
Rippenbuckel 24, 89
Risiko 71
Risserstadien 33

rückengünstiger Sport 37
Ruhehaltung 36, 38
Ruheschmerz 54
Rumpfmuskulatur 39, 90

S

Schmerzen 19, 43, 58, 80, 87, 100, 108, 132
Schmorlsche Knoten 50
Schonhaltung 87
schulärztliche Untersuchung 17
Schulterhochstand 23
Sitzkyphose 15, 48
Skoliose 15
Spanende 127
Spanumbau 129

T

Teilkurven 92
Thomasscher Handgriff 25
thorakale Skoliose 100
Thorakalpresse 40
thorakolumbale Skoliose 100
Thoraxdeformierung 91
Turnprogramm 37, 60, 123

U

Überkorrektur 136

V

Verkürzung Musculi pectorales 26
Verlaufskontrollen 28, 33
Vitalkapazität 104

W

Wachstumsabschluss 33, 34, 66, 94, 123, 126
Wachstumsbremsung 126
Wachstumsgeschwindigkeit 16, 94, 96, 106
Wachstumskorrektur 62, 71
Wachstumsreserve 62
Wachstumsschub 16, 59
Wirbelgleiten 77, 80
Wirbelrandleisten 34
Wirbelrotation 29, 33, 89

Z

Zone, stabile 127
Zweischalenkorsett 140, 141